上海市进一步加快中医药传承创新发展三年行动计划
[ZY(2021-2023)-0203-04]：中医医院中药临床药学服务规范化建设
2020年上海市中药专家传承工作室建设项目（2020ZYGZS-005）
赵永汉上海市中药专家传承工作室

家庭合理用中药

主编◎张立超　薛　亚

U0270276

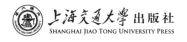

上海交通大学出版社
SHANGHAI JIAO TONG UNIVERSITY PRESS

内容提要

本书分为五个章节,作者用浅显易懂、风趣幽默的语言为读者介绍了中药的常识、中药材真伪的鉴别、中药的使用宜忌、家庭药膳的制作,并对大众在中药方面的疑惑进行了解答。本书可供关注自身健康、希望了解中医药科普知识的读者及中医药专业相关人士参考阅读。

图书在版编目(CIP)数据

家庭合理用中药/张立超,薛亚主编.—上海:
上海交通大学出版社,2024.1
ISBN 978-7-313-30238-0

Ⅰ.①家… Ⅱ.①张…②薛… Ⅲ.①中药材-基本
知识 Ⅳ.①R282

中国国家版本馆 CIP 数据核字(2024)第 037337 号

家庭合理用中药
JIATING HELI YONG ZHONGYAO

主　编:张立超　薛　亚

出版发行	上海交通大学出版社	地　址	上海市番禺路 951 号
邮政编码	200030	电　话	021-64071208
印　制	上海景条印刷有限公司	经　销	全国新华书店
开　本	890mm×1230mm　1/32	印　张	6.125
字　数	132 千字		
版　次	2024 年 1 月第 1 版	印　次	2024 年 1 月第 1 次印刷
书　号	ISBN 978-7-313-30238-0		
定　价	48.00 元		

编 委 会

主　编

张立超　上海中医药大学附属市中医医院

薛　亚　上海中医药大学附属市中医医院

副主编

贾婷婷　上海中医药大学附属市中医医院

徐　君　上海中医药大学附属市中医医院

编　委（按姓氏汉语拼音排序）

黄　嬿　上海中医药大学附属曙光医院

刘　静　上海中医药大学附属岳阳中西医结合医院

王嫣斐　上海交通大学医学院附属精神卫生中心

朱海青　上海中医药大学附属市中医医院

朱剑敏　上海中医药大学附属市中医医院

朱　茂　上海市浦东新区光明中医医院

前言

　　中医药是中华民族世代相传的宝贵财富,至今仍在保障人民群众健康方面发挥着重要作用。在国务院办公厅印发的《"十四五"中医药发展规划》中,明确了"十四五"期间中医药发展的指导思想、基本原则、发展目标、主要任务和重点措施。但由于中医药理论自成体系,与现代医学有很大的不同,加之语言晦涩难懂,导致很多普通百姓在使用中医药的时候常常遇到困惑,如中药该怎么煎?什么是中药的先煎、后下?人参适合什么样的人吃?

　　当今社会技术发展迅速,新药物、新疗法、新理念层出不穷。但在吃药这件事上,无论是中药还是西药都应该谨记"是药三分毒"以及"用药如用兵"的理念。本书将通过五个方面为读者叙述中药的合理用药,让读者在最短的时间内,对中医药有一个全新的认识。第一,"手把手"地带读者了解中药的常识;第二,教读者在选购中药材的时候,如何鉴别中药材的真伪;第三,中药的使用宜忌;第四,在日常生活中我们应如何制作药膳;第五,解答大众在中药方面的疑问。本书语言浅显易懂、风趣幽默,讲的都是一些与日常生活息息相关的中药小知识。让普通百姓在生活中能正确地看待中药并合理地使用中药。

服务百姓是公立医疗机构的使命,服务患者也是上海中医药大学附属市中医医院的核心理念之一。上海中医药大学附属市中医医院药学部的咨询窗口以及药师门诊深入百姓当中,天天与患者打交道,在交流和咨询的过程中,深知百姓在"吃药"这件事上所碰到的困惑。为了使患者及家属能正确地用药,维护自己的健康,我们特编撰了这本书,系统性地解答百姓用药过程中的难点和疑点。

本书内容全部来自生活和工作中真实的案例,针对百姓在服用中药方面常见的话题进行介绍,希望能为广大读者答疑解惑。帮助普通百姓和中医药爱好者更加了解中医药知识,进而减少用药中的盲目性和减轻疾病带来的痛苦,就是本书编者最大的心愿!

张立超　薛　亚

2024 年 1 月

目录

第一章　中药常识知多少

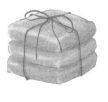

一、中药处方上的"小标识"

开具药品需要医生的处方,而中药处方又比较特殊。在开具中药的同时,医生就将一些特殊用法标记在每味中药药名后,然后由药师依据医生所开具的这些处方进行调配。但普通民众在看中药处方时就像是在看"魔法书",一脸疑惑,经常要问:"这是啥意思呀?"那么我们就一起来探索中药处方上的那些"小秘密"吧。

中药处方上除了常规的医疗机构名称、姓名、性别、年龄、诊断等项目之外,还包括饮片处方的正文部分,即药品名称、数量、用量、用法等内容。正文部分做为处方的主体体现了中医药处方的特色。如下图所示,方框内是中药的药名;括号内是中药的单次剂量;椭圆内是中药的某些特殊煎法或调剂方法;最下面三角框内是这付中药需要多少份。当患者拿到自己的中药时,医院会提供类似图中的配药单。患者只需要按照配药单上的说明操作即可。

此外,在门诊中,药师被提问得比较多的是图中椭圆内的具体含义是什么? 这部分内容其实是某些中药的特殊煎法,即先煎、后下、烊化、冲服、包煎、另煎、兑服这七种方法。我们就对其

Rp

桑白皮 (1袋9g/袋)　　燀桃仁 ^{用时捣碎} 1袋6g/袋

黄芩　　1袋6g/袋　　枇杷叶 ^{包煎} 1袋9g/袋

木香　　1袋9g/袋　　蛇六谷 ^{后下} 1袋6g/袋

陈皮　　1袋9g/袋　　太子参　　1袋9g/袋

生白术　1袋9g/袋　　珍珠母 ^{先煎} 1袋15g/袋

磁石 ^{先煎} 1袋30g/袋

以下空白

草药付数　7

水煎400ml 分早晚两次温服

中几种方法进行解读。还是如图所示,在珍珠母这味药上写着"先煎"的字样,意味着珍珠母需要提前15～30分钟煎煮后再与其他中药共煎。除此之外,还有蛇六谷和磁石这两味中药需要先煎,但是蛇六谷先煎与珍珠母、磁石先煎的目的是不一样,蛇六谷先煎的目的是降低毒性或者破坏毒性,而珍珠母和磁石先煎的目的是使有效成分溶出。

　　秫米上标有"包煎",包煎是因为有些中药体小而轻或表面含黏液、绒毛等物质,煎的时候导致这些中药或物质浮于煎液上,在服药时会刺激喉咙并发生咳呛。因此,此类药材均应装入纱布袋内,扎紧袋口再与其他药材同煎。

　　在图中还有个"后下"的标识,一般标识"后下"的中药为气味芳香、易挥发的药材,这类药材经长时间煎煮易减低药效,因此建议"后下"的中药应在整付药煎好前的3～5分钟放入。

　　除以上几点外,在中药处方上还经常会看到"用时",其实这是"用时捣碎"的意思,过去又称"随用随打"。这种方法一般用在种子类、果实类药材上，即在煎药的时候将这些药材捣碎再煎，这样更容易煎出药材的有效成分。

因此，要想看懂中药处方其实并不容易，煎好一付中药也不是一件随随便便的事，只有认真对待才能得到一个良好的效果。

二、当地处方当地调配

每逢长假各大医院都会迎来配药高峰,很多外地来沪的患者到药房拿药时会问:"我可以用这张处方在我们家乡拿药吗?"药师的回答一般是:"尽量不要跨省配药。"

中药的使用历史悠久,各地都有自己的特色用药,有些中药离开当地后就可能无法买到。各地中药也有很多同名异物的品种,距离越远,差异也就越大。药典所列的中药饮片,各地的炮制方法也不尽相同,药效也是不一样的。现举例说明:青蒿,《中国药典》收载品种为菊科植物黄花蒿的干燥地上部分,而上海地区使用的青蒿为菊科植物牡蒿的干燥地上部分(2018版《上海市中药饮片炮制规范》将原习用"青蒿"改名为"牡蒿")。在上海地区,传统上将这两种饮片分别称为香青蒿(牡蒿)、秋蒿(青蒿)。在使用上亦是不同,二者虽然同是清虚热、截疟药,但牡蒿偏于清解暑热,多用于暑热外感,阴虚发热;青蒿偏于清退虚热,又有退黄的功能,多用于暑邪发热,湿热黄疸。

又如,中国南方地区使用的寒水石是碳酸盐类矿物——方解石,而北方地区使用的寒水石是硫酸钙矿物——红石膏。二者来源不同,功效亦是不同,南方寒水石(方解石)清热降火,利窍消肿;北方寒水石(红石膏)寒水石凉血降火,除伏热,固齿明目。二者不可混淆使用。

附子为毛茛科植物乌头的子根加工品。附子有毒,常须炮制减毒,所以一般处方调配中写"附子",药房会付炮制后的附子(附片)。但各地对附子的炮制方法各不相同,使用的辅料也不同,直接导致各地炮制后的附子毒性也不同。附子不同炮制品的毒性大小为:生附子＞黑顺片＞白附片＞炮附片。

综上所述,为了保证处方疗效和用药安全,当地所开中药处方在当地调配才是更为合理的。

三、中药里的"寒、热、温、凉"

　　中药四性是中药药性理论的核心,是我国历代医药学家经过长期实践总结而成的一种临床用药经验,并经过不断发展、完善与验证,最终又为指导中医临床用药提供重要理论依据。中药的四性主要包括"寒、热、温、凉",代表着中药作用于机体后发生的四种反应,是中药所特有的重要属性。

　　中药的四性最早见于《神农本草经》,并初步归纳出药物具有"寒、热、温、凉"四种属性。明确了"疗寒以热药,疗热以寒药"的基本原则,也说明此时的医生对药物的寒热属性已经有了一定的认识。但真正将"寒、热、温、凉"灵活运用的是《伤寒论》。

　　《伤寒论》是一部经典的临床治疗著作,冠有"方书之祖"的美誉,书中对寒、热属性的深刻认识都得到具体运用。如白虎汤中用石膏、知母清热,四逆汤中用附子、干姜温寒,以达到治愈疾病的效果。南北朝时期陶弘景所著的《本草经集注》中则阐述了中药四性与天时的内容。宋元时期对中药的四性进一步完善,如元代的《汤液本草》通过对天地阴阳、气味厚薄的分析,用以说明药物的气味阴阳与天地阴阳是相应的,药物禀受天地阴阳之气不同,其所具之性味亦各异。明代《本草纲目》则整理了历代医家对中药四性的阐述，表明了用药不能违反药物的寒热特性。

到了现代，中药四性的研究逐渐从通过临床用药实践总结的四性分类体系转向为从药效试验、动物实验层面进行探索，进而可以从整体、器官、细胞和分子水平上开展具体的生物靶标、共性效应群、特征组分的物质实证的中药药理研究。目前，中药四性研究技术主要包括文献数据研究、网络药理学、生物热力学、细胞学、蛋白质组学、代谢组学六类，研究层级可以划分为微层级、小层级、中层级、大层级。

可以说，"寒、热、温、凉"四性自古就纳入了中医药体系，对它的研究也从未停止过，从最初的"疗寒以热药，疗热以寒药"到现代的生物靶标、动物实验等研究，可以看出这是一步一个脚印走到今天的结果。中医药并不仅仅是对经验的总结，其疗效的背后必然存在一定的科学性，只是我们还未发现罢了。

四、中药有"毒性"

中药作为我们国家的瑰宝，长久以来被用于治疗各类疾病，具有不错的疗效和口碑。但"是药三分毒"，中药虽有良好的疗效，但不代表它没有"毒"。相反，如果使用不当，那么中药的"毒"可能会带来不必要的伤害。

在古代，中药毒性是中药药性的主要组成之一，与其气味和归经一样，与中药的功能主治有密切的关系，同时也是认识中药药效的主要方面。如《淮南子·修务训》载曰："（神农）尝百草之滋味，水泉之甘苦，令民知所避就。当此之时，一日而遇七十毒。"就说明了神农在尝百草时了解草药疗效的同时还认识到草药的毒性。

面对中药的毒性，不少人都为之色变，尤其近年来关于中药引起的不良反应或脏器损伤的报道较常见。但笔者认为，所有的事物皆有两面性，对中药毒性的认识也是如此。在治疗一些疑难病和重大疾病时，就经常使用一些毒性较猛的中药，此即所谓的"以毒攻毒"。如国医大师朱良春擅用虫类药和草木药中的有毒药材（如蜈蚣、全蝎、黄药子、生半夏等）治疗恶性淋巴瘤；国医大师周仲瑛提出癌毒理论，使用全蝎、蜈蚣、蟾蜍、蜂房、马钱子、红豆杉等毒性中药治疗乳腺癌等多种恶性肿瘤,均是目前临床使用有毒中药治疗疑难杂病的有效例证。因此,正确看待和利用中药的毒性十分重要。

现代中药的毒性概念与内涵十分复杂,既包含了现代药学意义上的毒理毒性,即使用后容易引起的毒性反应,又包含了古代文献中称的"毒"性。但无论是古代还是现代,正确用好"毒药",将其变成治疗良药造福患者,才是医务工作者最值得关注的事情。

五、谈谈中药剂量

中医有句行话叫"中医不传之秘在于用量"。不同的医生开同味的中药,而疗效不同,除"因人、因时、因地"之外,究其原因,关键在于量的大小。同一种中药在小剂量使用时可达治疗目的,有时其作用不因剂量加大而增强,也不因剂量减小而减弱;有时疗效竟会反其量而行之,剂量的改变出现相悖的临床效果,这也是中药具有双向作用的体现之一。

在相同病种上,因剂量大小、浓度高低不同而呈现完全不同疗效的某种中药不限于某一科属植物,也不限于某一疾病。有些不同剂量的药物作用于相同器官的疗效却是相悖的。例如,麦芽小剂量生乳,大剂量回乳;黄芪小剂量升压,大剂量降压;大黄小剂量止泻,大剂量致泻……这样的例子还有很多。这是为什么呢?

麦芽是临床上常用的消食药,具有行气消食、健脾开胃、益气补虚、退乳消胀的功效。治疗食积不消、脘腹胀痛、脾虚食少、乳汁郁积、乳房胀痛等症,并可用于妇女断乳。临床上有这样一种说法,生、炒麦芽都有回乳和催乳的作用,关键在于量的大小。麦芽(一般用生麦芽,"生"取其"生发"之意)小剂量(30克以下)

消食化滞、疏肝解郁而催乳（用复方）；麦芽大剂量（60克）消散之力强，耗散气血而回乳（用单方）。现代药理学研究认为麦芽可以调控催乳素的分泌，麦芽中含有麦角胺类化合物，能够直接抑制催乳素的分泌从而用于回乳。

黄芪作为传统的补气药，大多认为其功效表现为增强免疫力、改善心功能和血液微循环等。治疗低血压时，黄芪的用量不超过15克；治疗气虚痰浊型高血压时，黄芪分量必在30克以上。低血压主要是由于心脏的收缩力不强和血容量相对不足所致。心脏收缩力不强，即中医所称"心气不足"的外在表现，黄芪可以改善心功能，增加心输出量，从而达到强心作用来升高血压。黄芪的降压作用同血管的扩张、影响肾素-血管紧张素-醛固酮系统、利尿、增加一氧化氮释放等有关，并且目前认为γ-氨基丁酸、黄芪皂苷等是其主要的降压成分。黄芪的双向血压调节功能可能是通过介质的信号转换通道调节血管平滑肌功能，从而调整机体的血压。

大黄是中医临床上常用的中药之一，擅泻下攻积、清热泻火和凉血解毒，临床运用时具有泻下与止泻等双向调节作用。曾有报道说，大黄在剂量为9～15克时，具有强烈的泻下作用，而当剂量减少到1克时，却有收敛止泻作用。学者推测，小剂量时的大黄具有止泻作用的鞣质类成分的含量较高（10％～30％）而泻下类的蒽醌类成分含量低（3％～5％），其所溶出的鞣质类成分已达到有效剂量，而蒽醌类成分尚未达到有效剂量，故表现出止泻作用；大剂量时，蒽醌类成分达到了有效剂量，掩盖了鞣质类成分的止泻作用，故表现出泻下作用。升高鞣质类成分含量或降低蒽醌类成分含量则增强其止泻的作用，降低大黄中鞣质的含量可增强其泻下作用。因此,蒽醌类成分和鞣质类成分可能是其发挥这一双向调节作用的物质基础。其实,机体状态、药物剂量、炮制方法及煎煮时间均可影响大黄的双向调节效应。因此大黄发挥双向调节作用的影响因素诸多,机制复杂,目前尚未完全被阐明。

聊到这儿,我们可能感悟出了药材中各成分所占比例的大小能决定药材某种作用的趋势。宇宙万物中,量变是质变的前提和必要准备,质变是量变的必然结果,世界上任何事物的变化都是量变和质变的统一,本草当然也遵循这个规律。

六、煎中药，选对锅很重要

煎药容器与中药汤剂始终相依相存。好的处方要达到较好的疗效，煎药容器的选择也非常重要。虽然在中国古代并没有化学学科，但古代的医家们通过临床疗效的观察同样得出了一些结论和观点，如南北朝时期的陶弘景认为"温汤忌用铁器"；李时珍也提出："凡煎药并忌铜铁器，宜用银器、瓦罐。"那这些说法是否有道理呢？我们不妨一起来看一看。

在我们目前所能选择的器皿中，常见的有陶器（瓦罐、砂锅）、瓷器或不锈钢容器、玻璃容器等。而铁器和铜器一般不作为煎药容器，在《本草纲目》中明确记载："凡诸草木药皆忌铁器，而补肾药尤忌之"。现代研究表明，植物药多含酸性或碱性成分，多含鞣质、有机酸、酚羟基化合物等，这些成分都会与铁离子产生反应，有些植物里面含有黄酮类成分，也可与铁形成难溶的络合物，这些都会影响药物的疗效。

铜器作为容器同样也有问题，从唐代的陈藏器到明代的李时珍对此都有论述。陈藏器曰："铜器上汗有毒，令人发恶疮内疽。"李时珍曰："铜器盛饮食茶酒，经夜有毒。煎汤饮，损人声。"而现代研究发现，铜的化学性质较为活泼，容易与中药汤液发生化学反应,使中药中的许多有机成分发生改变或产生沉淀,从而影响中药汤剂的药效和汤剂的保存。

那么使用砂锅煎煮中药有依据吗?有。在《本草纲目》中记载:"沙土埏埴烧成者。消积块黄肿,用年久者,研末,水飞过,作丸,每酒服五钱。"也就说明了砂锅本身也具有一定的药性。现代研究发现,砂锅化学性质稳定,不易与中药成分发生反应,对药性的影响比较小。有学者采用高效液相色谱法,对比砂锅与煎药机煎煮感冒清热汤剂的质量差异,研究测定了煎液中升麻苷等成分的含量,结果发现砂锅煎液中的升麻苷含量要高于煎药机煎液中的含量。

此外,家里用得比较多的另一种锅是不锈钢锅。不锈钢是在普通碳钢的基础上加入合金元素的钢材,它在空气的作用下能保持金属光泽,也就是具有"不生锈"的特性。不锈钢锅具有质地轻、受热快、耐酸、耐腐蚀以及化学性质稳定等优点。但是实验表明,对煎药这件事来说,不锈钢锅同样有利有弊。由于其受热快、质地轻,不锈钢锅煎药能够大大减轻煎药人员的劳动强度,也便于控制煎药质量,特别是一些清热解表、短时间煎煮的药物就十分适合用不锈钢锅来煎煮。但碰到补益类、需要长时间煎煮的药物,不锈钢锅就不适宜了。因为有研究发现,长时间使用不锈钢器皿煎煮药物,会使不锈钢器皿中的镉、镍、铬等重金属被释放出来,从而影响人体的健康。因此,正确选择煎药的器皿是十分重要的。

七、不同的煎法，不同的疗效

你知道吗？一付好的中药方剂，不仅需要好的药材，更需要好的煎煮方法。中药的煎煮看似简单，实则讲究，并非拿到一付药后一股脑地往砂锅里加水煎煮就可以了，而是需要先查看处方中有无"先煎""后下""包煎""另煎""烊化""冲服""兑服"这些特殊的煎煮方法，再将药材有顺序地放入锅内，然后再进行浸泡、煎煮。每种特殊的煎法都将直接影响整付药的疗效好坏。

所谓药材有顺序地放入，就是说在浸泡的时候，我们需要按照药材的质地和性味来摆放药材在锅内的位置。一般来说，草叶类质地轻浮、较为松泡的药材放在最底层，如玉米须、白花蛇舌草等。然后将质地比较结实或比较重的如果实类、种子类或根茎类的药材压在上面，如黄芪、板蓝根等。这样摆放药材，能够使轻浮类的药材不容易漂浮起来，以得到充分的浸泡。

在加水浸泡的时候，人们往往也会忽视加水的量。大量临床研究表明，加水量过多或过少，均不利于药物的有效成分析出。如果加水过多，则需要长时间煎煮，煎煮时间过长可能导致药物的有效成分被破坏，甚至部分药物的药效在煎煮过久后会消失。若煎煮中加入的水分过少，药物被煎煮的时间不够，也会导致药效不能充分发挥。一般来说,中药煎煮时加入水的重量应当是药材重量的 7 倍左右。但在家里煎煮如果没有计量杯之类的,我们也可以采用目测法,以加水量盖过药面的一指(大拇指)左右为宜。

有关先煎的方法,最早出现在《五十二病方》中,汉代张仲景的《伤寒论》对先煎的方法运用更是炉火纯青。先煎是指将方药中的某一味或几味药加水提前煎煮一定时间后再加入其他药物(已先行浸泡)同煎的方法。先煎的药物可以简单地分为含毒性成分的中药和矿石、贝壳类等质地坚硬的中药,如制草乌、附子、灵磁石、龟甲、鳖甲等。其先煎的目的是为了降低药物的毒性和增加药物的溶解度。

后下的特殊煎法,即气茅香易挥发的药材及花、叶类药,经长时间煎煮易降低药效,应后下,一般在汤剂头煎即将煎好前 3~5 分钟加入。按照中药活性成分在煎药过程中的变化,后下中药可分为 3 类,即有效成分受热易挥发的中药,如薄荷、砂仁、白豆蔻等;有效成分受热不稳定的中药,如大黄、番泻叶、钩藤等;以及其他类中药,如(生)苦杏仁等。因为,像薄荷、砂仁等这类含挥发油类成分的中药在煎煮过程中,其挥发油性活性成分久煎后容易随水蒸气蒸发。而大黄、番泻叶、钩藤等中药在煎煮过程中既要保证不稳定活性成分充分溶出,又要最大限度地减少不稳定活性成分的转化与分解。苦杏仁则既要杀酶,又要减少苦杏仁苷的损失。因此,这些中药都需要进行后下的处理来保证药效的完整。

中药的包煎也是中药煎煮中的一大特色方法,中药汤剂包煎方法的正确与否,可能直接影响中药临床治疗效果,甚至与中药不良反应也息息相关。宋代的《太平圣惠方》中半夏散就注明"旋复（覆）花半两，以绢包煎"。目前，包煎药可分为四类：一是含淀粉、黏液较多的中药，如车前子等，易粘锅糊化、焦化；二是漂浮于液面或沉于锅底的中药，如蒲黄、滑石粉等，不易充分煎煮；三是带有绒毛的中药，如旋覆花、辛夷等，绒毛混入药液中易刺激咽喉，引起咳嗽；四是易使药液浑浊的中药，如儿茶等。因此，在煎药的时候如果看到已经用纱布袋或类似袋装的药材，不要将其拆除后煎药。如果自己对药材进行装袋包煎，要注意控制装袋的松紧度，药袋过紧也会导致药物成分析出效果不理想。

中药的另煎是指将某些中药单独煎煮或炖，取其煎煮后的药汁兑入剩余药材煎煮液中服用的方法。这种方法主要是用于一些贵细饮片的煎煮，如人参、西红花等。这些贵重药材进行煎煮时，应当珍惜和保护其药性，避免有效成分被其他同煎的药材吸附及影响。因此，在用到此类饮片时，可选择单独煎煮的方式，所得到的药液再与其他药材的药液混匀服用。此外，还有中药煎汤代茶的煎煮法也属于另煎的一种形式，有些中药因用量大、质轻而体积大或吸水量大，需煎汤代茶用，如通草、竹茹、丝瓜络等。历代医书中亦有记载将一些药食两用的中药煎汤代茶，如薏苡仁、百合、谷芽等。

烊化主要针对胶质类、黏性大和无机盐类药物。这类药物不宜与其他药物同煎，须置于煎煮好的药液内溶化，混匀后服用，也可加水直接溶化或隔水炖化后服用，其代表药材有阿胶、龟甲胶、蜂蜜、芒硝等。如烊化的过程中需要用文火炖化，需不断搅拌，直至药物溶化。也可将此类药物先打成粗粉，然后加入还未降温的药液中进行烊化。

冲服主要用于难溶于水、用量较小或经加热后成分易被破坏的中药饮片。这类中药饮片宜研成细粉，再用其余中药的煎液对细粉进行冲调，也可适用于一些打成细粉的贵重药材，如牛黄、麝香、羚羊角、三七等。

最后说下兑服，此法适用于某些液体中药，或不宜煎煮的药材，如鲜竹沥等。将此类中药直接兑入煎煮好的药液中服用即可。

中药汤剂的疗效不仅取决于药材的质量，还与中药的煎煮方法密切相关。历代医家对中药的煎煮方法极为重视，即使在惜字如金的时代，也不遗余力地将这些煎煮方法记录下来。正确运用中药煎煮方法可以使药材的疗效最大化，毒性最小化，同时也是保护中药资源的一种手段。因此，熟悉并掌握这些特殊的煎煮方法，也是中医药传承的途径之一。

八、中药煎、熬有不同

一般人认为，不管是煎中药还是熬中药，都是中药饮片加水后再加热，将其变成具有治疗效果的汤剂的过程。区别在于使用的动词不同，但最后的结果一样。但如果真这么理解，那就有点小瞧古人的智慧了。

在古代，文人墨客在著书立说的时候，每一个字都具有丰富含义。关于"煎"和"熬"的区别在汉代扬雄所著的《方言》中就有记载："煎，火干也……凡有汁而干谓之煎。""熬，火干也。凡以火干五谷之类，自山而东，齐楚以往，谓之熬。"从其本意来看，"煎"就是"加水煮至水（减）尽"；"熬"就是"用火焙干五谷，不用加水，直接加热将五谷中的水分弄干。"可见煎和熬是有明显区别的。

古代医药学书对"煎"和"熬"概念的阐述也是不一样的。我们举两个例子来看，在张仲景所著的《伤寒杂病论》中，煎和熬是经常出现的两种方法。如和解剂的代表方——小柴胡汤，其煎法为："上七味，以水一斗二升，煮取六升，去滓，再煎取三升。"这里就包含了小柴胡汤先煮后煎的方法，即将药物煎煮一段时间后去药渣取液，再将药液煎煮浓缩，也契合了"煎"的本义。而

"熬"的运用,更多应用于对药物的炮制,如葶苈大枣泻肺汤的处方中就有:"葶苈(熬令黄色,捣丸如弹子大)"这里指的就是将葶苈进行炒黄、炒焦,这种方法保留了"熬"表示干炒的本义。

时过境迁,到了现代,煎中药和熬中药在日常生活中往往会被混为一谈,不加以区分。加上后世对"煎"与"熬"的认识的字义不断引申发展,现代人们对古代字义的认识模糊不清。但我们一定要清晰地认识到在阅读古代医学类文献时,实不能草率理解,一定要咬文嚼字,因为一个字就会关乎身体的健康安全。

九、不同人群服药有讲究

很多人都服用过中药汤剂，我相信绝大多数人都不会觉得好喝。而且中药汤剂中也不太适宜加糖之类的调味剂，因为加糖容易影响药效，使其效果打折。正确服用中药是取得药效的关键步骤之一。中药汤剂的服法其实有很多讲究，其中包括服药的温度、剂量、饮食禁忌等方面。

服用中药汤剂要先看温度。一般汤剂需要温服，特别是一些对胃肠道有刺激的药物，如瓜蒌仁、黄连、乳香等。温服可和胃益脾，减轻对胃肠道的刺激。但是有些病证的药物是需要冷服的，特别是一些中毒的患者需冷服中药汤剂。此外，热证和真寒假热的患者也需要冷服。解表药和寒证用药均需要热服，以助药力。如果患者容易恶心、呕吐，患者宜在服药前先嚼一片生姜或橘皮。

除了服药温度，服药还得注意服药剂量，或多或少，或淡或浓，都应该根据病情的需要服用。比如，成人服用量一般每次150～200毫升，每日2次；儿童服用量一般每次75～100毫升，每日2次；婴儿酌减。值得注意的是，儿童用药宜浓缩体积，以少量多次为好，不要急速服用，以免呛咳。

　　服药期间不仅要在药上下功夫,还需把功夫做到服药外。在服药期间,一般要少吃豆类、肉类、生冷及其他不易消化的食物,以免增加患者的消化负担,影响患者恢复健康。如果患者有热性疾病,服药期间应禁食或少食酒类、辛辣刺激类、肉类等食物;服用温补药时,则应少饮浓茶,少食萝卜,这样可以减少食物对药物的影响。

　　总而言之,在看中医的时候,医生的水平固然重要,但患者也需要好好对待医生所开的处方,认真煎好每一次药,正确服用好每一次药,这样不仅能节约宝贵的中药资源,而且能获得满意的疗效。

十、服中药，讲方法

中药怎么服用？我相信很多患者会说，中药一日两次，早一次，晚一次，饭后半小时服。那这个回答有错吗？只能说不一定对。

中药的疗效取决于多种因素。从医师的诊断、饮片的质量，到中药煎煮及饮用的方法等，都影响着中药的疗效。但患者能把握到的往往只有"怎么煎"或"怎么服"。如果药还是代煎的，那么留给患者提高疗效的选择只剩下了"怎么服"。

中医在多数情况下会采用个体化治疗模式，即"一人一方"的形式为患者解除病痛。那么，以这个模式来煎药或服药的话就不可能千篇一律地出现"中药一日两次，早一次，晚一次，饭后半小时服"的言论了。

回到最初的那个问题，中药怎么服？我们不妨翻开《伤寒论》去寻找答案，此书是东汉时期张仲景所著的医学经典著作，总结了前人的医学成就和丰富的实践经验，集东汉以前医学之大成，记载了397法，113方，提出了完整的组方原则以及使用方法。其中就包括了我们今天的问题——中药怎么服？

《伤寒论》中记载的服药方法不只一种，可分为"顿服""两次服""三次服""四次服""五次服""六次服""少少温服(含咽)之"。以及服药时间为"平旦服""饭前服""昼夜服",等等。

因此,中药怎么服绝不是一句"一日两次,早一次,晚一次,饭后半小时服"就能回答的,而是需要具体药方具体煎服。中医药的复兴绝不能只停留于表面,而是需要我们全民参与,让优秀的中医药文化传播进这个新时代。

十一、盛夏季节，中药的正确保存方法

（一）自煎、代煎，汤剂储存有别

煎好的中药汤剂储存较为简单，放入冰箱冷藏即可。如果是自煎的中药汤剂，最好装入密闭容器中，或在碗口封上保鲜膜后再放入冰箱，以防和其他食物"串味"。合格的代煎中药汤剂在加工过程中须高温杀菌并密闭灌装，只要不是长时间置于高温环境下暴晒，一般都能保持品质稳定，可置于阴凉处或放入冰箱冷藏。

（二）温度、湿度，影响干药品质

正确储存中药材，首先需要了解影响中药品质的两个因素——温度和湿度。只要控制好温度、湿度，就把中药存储的问题解决了大半。很多人可能会以为，冰箱一定是控制温度的"不二选择"。但需要注意的是，冰箱虽然能有效控制温度，但冷藏空间中湿度很大。储存中药材时需要采取防潮措施。比如，可以把中药材放在密闭的保鲜盒中，或用干净的牛皮纸包裹放入冰箱冷藏，有条件的话可加一些干燥剂。

基本上所有中药材都适宜在阴凉、干燥处保存。只要避开日光直射、厨房等热源，并远离卫生间、水池等水源，家中的干燥、背阴处均能存放中药。切不可为了煎煮时易于取用，把中药放在厨房。

（三）部分中药的特殊"呵护"方法

空气中的氧气、日光中的紫外线，以及环境中的真菌、虫等，都会影响中药的存储，均要引起注意。在中药仓储养护技术中，有一种名为"对抗同贮养护法"的方法。简单来说，就是利用不同品种、不同性能中药中所含的成分相互制约、影响，从而降低中药材虫蛀、霉变的发生率。一些居家常用中药材就很适合用这种方法储存。

❶ 西红花和冬虫夏草：这两味中药一同存放，可以大大降低冬虫夏草被虫蛀的概率。

❷ 蜂蜜拌龙眼：先将龙眼晒至干爽、不粘手，再放入干净的容器中，加入适量蜂蜜拌匀，密封保存，可以保持龙眼色、味完好。

❸ 大蒜和芡实、薏苡仁：将生大蒜剥成蒜瓣，用干净的纸巾包裹好（可以在纸巾上扎一些小孔，利于大蒜的气味挥发），放入芡实或薏苡仁中，可以起到良好的防虫蛀效果。

❹ 花椒和鹿茸：在存放鹿茸的容器底层铺上一层花椒，密封存放，可以避免鹿茸虫蛀、变色。

❺ 生姜和蜂蜜：蜂蜜在夏季存储时，易发酵形成"涌潮"。可以将生姜洗净后，晾干水分，切薄片，铺于蜂蜜表层，再盖严封实，且可防止蜂蜜发酵劣变。如果未做预防，蜂蜜已发生"涌潮"

现象,则可以将姜汁滴入蜂蜜内,可使"涌潮"下落,然后在蜂蜜表层铺些姜片,可防止再次"涌潮"。

❻ 当归和麝香：将当归和麝香各分成若干份,分别用干净的纸巾包裹好,以一包当归、一包麝香的顺序依次叠加,放入容器内（最好用瓷罐）,盖口用保鲜膜密封包裹,可以保持麝香不变色、不"走味"。

十二、中药的相辅相成

"理法方药"简单地说就是中医理论、诊法治法、方剂、药物。即明确病因病机，确定预防措施或治则治法，然后组方遣药。用大家最为熟悉的六味地黄丸来举例，它是由熟地黄、山茱肉、山药、泽泻、茯苓、牡丹皮六味合用，可滋补肝肾，适用于肝肾阴虚证。其中更是隐藏着"三补三泻"的说法，绝不是只将补肾药材单纯地堆砌起来。

方中熟地黄滋阴补肾，填精益髓，被视为君药。山茱肉补养肝肾，并能涩精，取"肝肾同源"之意；山药能补益脾阴，也能固肾，此二味共为臣药。加上之前的熟地黄，三药配合肾、肝、脾三阴并补，是为"三补"。泽泻利湿而泄肾浊，并能减熟地黄的滋腻；茯苓淡渗脾湿，并能助山药之健运，可以和泽泻共泻肾浊，并且能助真阴得复其位；牡丹皮能清泄虚热，又能制约山茱肉的温涩，因此将泽泻、茯苓、牡丹皮称为"三泻"。但六味地黄丸并不适用于所有的肾虚证，有许多人在网络上查阅资料后便觉得自己肾虚，也不管肾阳虚还是肾阴虚就服用六味地黄丸，这是有问题的。

因此，大家在使用中药或中成药的时候，千万不要自己随意购买,哪怕再好的人参,如果不适合您的身体,也是对您的伤害。也千万别看着自己有某某诊断或某某症状,就自行购买中药或中成药。只有在"理法方药"和"辨证"正确的情况下合理使用中药,才能发挥出"1+1>2"的效果。

十三、同一味中药里的阴阳学

中药治病,在于其四气五味、升降沉浮、脏腑归经的属性。临床应用中药药性来纠正疾病状态下人体阴阳的盛衰,调和脏腑气血功能,从而达到治疗目的的方法,称为"治法"。所谓"寒者热之,热者寒之",但病情往往不是单一的,临床上有些疾病存在着相反的病理表现,如果单向调治难免有顾此失彼的弊端。然而中医的精髓就在于用药的整体观和辨证论治,此时将药物经过合理的配伍即可补偏救弊、调节阴阳,起到双向调节的作用。如《药对论》所说:"利用两种药物在性能、功用或治疗特点上的性质相对,所起的针对某一病证的双向性调节作用。由寒热、升降、动静、气血、敛散及补泻等配伍方式组成的药对,都不同程度地发挥着这种作用。"

具有"寒热""升降""动静""气血""敛散""补泻"性质的药物共同使用后都是如何发挥着这种双向调节作用的呢?

❶ **寒热并用**:寒与热是相反的两种药性。将散寒与清热药二者配伍,使寒热之品交融一体,临床上主要用于寒热错杂之证。如黄连与吴茱萸相伍,前者苦、寒,可清心泻肝;后者辛、苦、大热,二者配伍,一寒一热。其中吴茱萸又可引热下行,助黄连

降逆除呕,并可牵制黄连苦寒败胃。其配伍既可泻肝、降逆、和胃,又能清火、调气、散结,临床上用于肝火偏旺、肝胃不和引起的胁肋疼痛、呕吐吞酸、嘈杂似饥。

❷ **升降同施**：升与降是作用趋向相反的两种药性,升降同施可纠正人体气机升降之逆乱。根据病情,可把趋向不同的药物有机结合起来,如麻黄与杏仁同用,二药都具良好的平喘止咳之功,但作用机制各异,前者是以宣畅肺气而奏效,后者以泄降肺气而取效。二者配伍,一宣一降,正合肺气之机宜,止咳平喘作用显著,临床极为常用。

❸ **动静结合**：四物汤历来被誉为"动"与"静"结合的典范,该方既能补血,又不滞血。方中熟地黄阴凝滋腻,具补血之功。现代药理研究表明,熟地黄能刺激骨髓,增加红细胞、血红蛋白及升高血小板作用,能增加血液黏稠度,促进血小板聚集,抑制纤溶活性而促凝。川芎辛温香窜,为血中之气药,具有活血、行气的作用。药理实验证明,川芎能降低血小板表面活性,抑制血小板聚集,且能使已聚集的血小板解聚。故四物汤中以熟地黄配伍川芎,实有双向调治之妙。

❹ **气血失调与双向调节**：气与血之间关系密切,气为血之帅,血在脉中运行,实赖于气之率领和推动,故气行则血行,气滞则血瘀,血瘀也可致气滞。益气活血法适于气虚运血无力、血行瘀滞而引起的气虚血瘀证。病属虚中夹实,以气虚和血瘀证为其主要临床表现,治当益气活血双向调节。如当归补血汤,临床既可治血瘀性闭经,又治气虚崩漏和气虚血瘀痛经,可发挥气血双调的作用。

❺ **敛散同用**：敛与散亦是药物两种相反作用的表现。敛

即收敛正气,散即解散邪气。敛散合用,使散不伤正、敛不留邪,起到正胜邪却之效,以治正虚邪恋的复杂病情。如细辛辛温,性善走泄开闭,功在发散风寒,温肺化饮;五味子酸温,具有收敛肺气之效。细辛与五味子两药配伍,温肺化饮,止咳定喘,二者一散一收,散而不伤正,敛而不留邪,临床适用于素有宿饮、复感风寒的咳喘。

⑥ 攻补兼施:攻与补是药物两种相反作用的表现。邪气盛宜攻,精气夺则宜补。若虚实并存,宜将攻邪与补正药物结合起来,攻补兼施,可有攻不伤正、补不恋邪的妙用。如《金匮要略》中的枳术汤,方中取白术补脾除湿、复中焦健运,而取枳实破气泻痰、消食泄痞,二药一攻一补,攻补并行。其合用补而不滞,攻而不伤,标本兼顾,具有健脾消痞之功,用于脾胃虚弱,气机阻滞、水饮停滞之脘痞腹胀等病证。

中药有着很多神奇的功能,尤其是它的双向调节作用为中医临床治疗的一大特色。当应用一种药物疗效不佳时,就需要按病情和药性的特点选择药物合理配伍使用。中药配伍后又会产生很多奇妙的治疗结果,从而获得"1+1>2"的效果。与单味药或复方一样,许多配伍使用的药对也具有双向调节作用,可针对不同病机,奏不同功效,甚至是相反功效。所谓"治病如打仗,用药如用兵",借鉴兵法思想来遣方用药的中医药学是中华民族的瑰宝,值得我们继承和发展。

十四、中药的"双向奔赴"

在我们对西药使用的印象中，降低血压的药物绝对不会升压，而能够升压的药物也绝对不会降压；降血糖的药物绝对不会升高血糖；止泻的药物不会通便，通便的药物不会止泻……

（一）什么是中药的双向调节作用

中药是我国的国宝，它有着许多奇妙而且特殊的作用，如人参、黄芪用于高血压患者可降压，用于低血压患者可升压；三七治疗瘀血证时表现出化瘀之功，遇到出血时又表现出止血之效；白术既可以治疗腹泻，又可以治疗便秘；金匮肾气丸既能治疗少尿浮肿，又能治疗多尿或夜尿多。

同一种中药或方剂可调节截然相反的两种病理状态的现象绝非偶然。这种能够在人体所处的不同病理状态下，使之从亢进状态向正常转化，也可使之从功能低下状态向正常转化，最终使人体恢复健康状态的现象叫作双向调节作用。双向调节作用是中药的特征之一，这是任何西药所不能比拟的，如脑出血治疗需要消除血肿，又需要防治再出血，即化瘀要与止血双行，西医药治疗缺乏手段，而三七具有散瘀与止血的双向调节作用，因此可以用来防治出血性中风病,体现了中医"调理阴阳、以平为期、补偏救弊"以达"阴平阳秘"的治疗核心。

(二)为什么中药具有这么神奇的双向调节作用

尽管目前还没有完全掌握其中的奥秘,但人们已经做了很多的探索,揭开了一部分神秘面纱。笔者认为双向作用可能是人体和药物两方面的因素共同作用的结果。

①人体原因:中药调理的前提就是人体的阴阳失调。机体出现了不平衡,需要调整才能恢复平衡状态。中药双向调节的作用是以人体的功能状态为基础,人体的功能状态不同,对同一药物可呈现出不同的表现。在这个过程中,人体本身要有承担双向调节的物质结构,譬如人体对血糖的调节,既有肾上腺素和胰高血糖素使之升高,也有胰岛素使之降低。或者说人体细胞本身是具有接受两种信息的功能结构。我们所说的阴阳平衡的健康状态,本质可能就是具有多个双向调节作用的控制系统达到了动态平衡,如果没有这个控制系统的完美性,就不会有某些中药作用的双向性。

②药物原因:中药具有双向调节作用可能与以下几个因素有关。

(1)草药成分的多样性:单味中草药含多种化学成分,成分十分复杂,一味药就是一个小复方,这是任何西药所不能比拟的。正是这些多种而复杂的药理成分,是其具有双向调节作用的原因之一。

(2)药用部位:中药大多数为植物药、动物药,其不同部位所含的成分会不同,药用其不同部位对人体的反应亦不同。

（3）药物的剂量：俗话说"中医不传之秘在于量"。中医药的运用中常有剂量不同而药理作用相反的现象发生。经验丰富的医家在临床实践中常常在用药剂量上做文章。

（4）中药的炮制：中药经炮制后会改变其原来的药性，其药物成分在质和量上都会发生改变，因此药理作用也会随之发生变化。

（5）方剂配伍：中医认为"用药如用兵"，中药处方绝不是药物的堆砌，而是在中药合理的配伍原则下的合理组合。临床上有些疾病存在着相反的病理表现，如果单向调治难免有顾此失彼的弊端，非双向调治不可，此时药物经过合理的配伍就会起到双向调节治病的作用。

中医药蕴藏着无穷无尽的奥秘，有些已经被现代科学所揭示，有些尚未被发现。当医生用同一种药物为你或他人治疗相反疾病时，千万不要轻易下"医生用错药"的结论，可能医生正是在利用这种中药对人体的双向调节。

十五、中西药联用疗效好

现代医药学的发展的确让我们收获了很多好处,例如在古代一些细菌性疾病或者一些皮外伤,处理不好就容易因感染而死亡,这时现代医药学的长处就能彻底发挥,该杀菌的杀菌,该清创的清创,毫不含糊。但现代人往往会得一些慢性疾病,如高血压、失眠、肌无力等。而此时医生们可能会在使用现代医学的药物上再增加些中药来提高疗效。有哪些常用的中西药合用能提高疗效呢?我们一起来看看吧!

中西药联用能做到协同增效、降低毒副反应和减少剂量,从而影响药物的吸收、分布、代谢、排泄等。例如在面对葡萄球菌时,青霉素与金银花联用可以提高杀菌作用,达到药物之间的协同增效作用。下面我们具体来看下可中西合用的药物。

(1)石菖蒲、地龙＋苯妥英钠(抗癫痫药)能提高抗癫痫作用。

(2)苓桂术甘汤、苓桂甘草汤＋普萘洛尔(抗心律失常药)能预防发作性心动过速。

(3)逍遥散、三黄泻心汤＋催眠镇静药能使失眠摆脱药物依赖性。

（4）生脉散、丹参注射液＋莨菪碱能提高心率、改善血液循环。

（5）延胡索＋阿托品＋氯丙嗪、哌替啶能增强止痛效果。

（6）甘草＋氢化可的松能协同增强抗炎、抗变态反应效果。

（7）补中益气汤、葛根汤＋抗胆碱酯酶药能提高治疗肌无力的效果。

（8）茯苓杏仁甘草汤、四逆汤＋地高辛（强心药）能改善心功能不全。

（9）桂枝茯苓丸、当归四逆加吴茱萸生姜汤＋血管扩张药能扩张微循环。

（10）真武汤、越婢加术汤、分消散＋利尿剂能增强利尿作用。

（11）丹参注射液＋强的松能协同治疗结节性多动脉炎。

（12）黄连、黄柏＋四环素、呋喃唑酮、磺胺脒能增强治疗菌痢疗效。

以上这 12 组中西药联合使用是我们平时比较常见的。当然中西药的联用可不只有这些。这些联用能很好地提高临床治疗效果，所以在使用现代医药的同时千万别忘了传统医药的功效，毕竟治病救人可从来不分现代和传统。

第二章

选购药材不迷茫

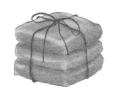

一、教你挑选优质大枣

大枣,又称红枣,自古以来就被视为滋补品。它不仅味道甘甜可口,而且富含多种营养成分,如维生素 C、维生素 E、钙、铁等,对身体有诸多益处。本文将教您如何挑选大枣,带您开启一段美味之旅。

(一)如何挑选优质大枣

❶ **看外观**:优质大枣呈深红色或紫红色,表面富有光泽,果形饱满,皱纹少而浅。而劣质大枣则色泽暗淡,果形干瘪,皱纹多且深。

❷ **摸质地**:优质大枣质地坚实,不易捏碎,果实饱满厚实。而劣质大枣则质地松软,易碎,果肉较薄。

❸ **尝口感**:优质大枣口感甘甜醇厚,果肉细腻,多汁。而劣质大枣则口感酸涩,果肉粗糙,少汁。

❹ **看产地**:不同产地的大枣品质也有所不同。一般来说,新疆、山西、河北等地区的大枣品质较为上乘。

（二）各产地大枣的特点

❶ **新疆大枣**：新疆大枣以皮薄肉厚、色泽红润、甘甜可口而著名。新疆是我国最大的红枣产地，主要种植于和田、喀什、阿克苏等地。新疆大枣含有丰富的维生素 C、维生素 E、钙、铁等营养成分，具有滋补养颜、提高免疫力等功效。

❷ **山西大枣**：山西大枣以果实硕大、色泽鲜艳、口感香甜著称。主要产于山西省的临猗、稷山等地。山西大枣含有丰富的蛋白质、脂肪、糖类、钙、铁等营养成分，具有补血养颜、强身健体的功效。

❸ **河北大枣**：河北大枣以果实饱满、色泽深红、口感醇厚而闻名。主要产于河北省的沧州、衡水等地。河北大枣含有丰富的维生素 C、维生素 P、钙、铁等营养成分，具有增强免疫力、预防贫血等功效。

❹ **山东大枣**：山东大枣以果实肥硕、色泽鲜艳、口感香甜而著称。主要产于山东省的乐陵、庆云等地。山东大枣含有蛋白质、脂肪、糖类、钙、铁等营养成分，具有补血养颜、强身健体的功效。

❺ **陕西大枣**：陕西大枣以果实饱满、色泽深红、口感细腻而著名。主要产于陕西省的洛南、宜川等地。陕西大枣含有丰富的维生素 C、维生素 P、钙、铁等营养成分，具有增强免疫力、预防贫血等功效。

综上所述，优质的大枣具有色泽鲜艳、果形饱满、质地坚实等特点。在购买时，消费者可以根据自己的需求选择不同产地的大枣。同时，为了确保健康，消费者还应注意适量食用,避免过量摄入糖分。通过了解和掌握大枣的选购方法,我们不仅可以更好地享受美味的红枣,还可以为身体的健康保驾护航。

二、黄芪挑选有技巧

黄芪,作为一种具有丰富药用价值的植物,被广泛用于中医临床。然而,由于市场上的黄芪品种繁多,质量参差不齐,如何鉴别真假黄芪成为消费者关注的焦点。本文将详细介绍真假黄芪的特点,并分享挑选优质黄芪的技巧。

(一)真假黄芪的特点

❶ 真黄芪: 通常呈圆柱形或圆锥形,长度为 3～40 厘米,直径为 1～2 厘米。表面呈灰黄色或淡褐色,表皮皱纹细密,可见纵纹及横向皮孔。质地坚韧,断面纤维性强,呈黄白色,有粉性,气微,味甘。真黄芪一般嚼之有豆腥味,这是由于含有大量挥发油成分,如芒柄花黄素等。

❷ 假黄芪: 常见的伪品有锦鸡儿、紫花苜蓿、白香草樨等。这些植物虽然与黄芪相似,但成分和药效与黄芪存在较大差异。假黄芪通常形状不规则,表面颜色较浅,质地较为松软。同时,假黄芪一般无豆腥味,或味道较为刺鼻。

（二）优质黄芪的挑选技巧

❶ **外形挑选**：优质黄芪应选择表面颜色自然、无裂痕、无杂质的产品。真黄芪的皮孔和皱纹较为明显，可以通过观察这些特征来初步判断其真伪。

❷ **气味辨别**：优质黄芪应具有浓郁的豆腥味。在购买时，可以取一小块样品进行嗅闻，如有明显的豆腥味，则说明该产品为真黄芪的可能性较大。

❸ **质地鉴别**：优质黄芪质地坚韧，断面黄白色，纤维性强且具有粉性。在购买时，可以观察断面进行判断。如质地松软或过于干燥，则可能质量不佳。

❹ **来源正规**：购买黄芪时应选择正规的药店或品牌，避免购买来源不明的产品。正规渠道的产品质量相对更有保障，且能够提供相应的质量检测报告。

❺ **包装完整**：优质黄芪应有完整的包装，并包含产品名称、生产日期、保质期、生产厂家等信息。完整的包装能够提供更多的质量信息，有助于消费者做出更明智的选择。

❻ **无农药残留及重金属超标**：在购买黄芪时，应注意产品的农药残留及重金属含量。如有可能，尽量选择经过权威机构检测的产品，以确保其安全性。

通过了解真假黄芪的特点以及掌握优质黄芪的挑选技巧，我们才能够更好地识别和选择这味日常生活中常见的药材。在购买时，应注重对黄芪的外形、气味、质地等方面进行鉴别，并选择来源正规、包装完整、无农药残留及重金属超标的产品。

三、西红花大鉴别

西红花作为一味名贵药材，具有较强的活血功效。但就因为其名贵、药效好，导致了很多人都食用错误或买到假货。因此，我们需要为西红花"正本清源"。西红花作为一味外来药品，最早出自哪里无从考证。据说在古代波斯地区就有用西红花治病的，之后传入印度，又从印度引入藏区，再传入中原腹地，也因此得名藏红花或番红花。

在张华所著的《博物志》中，有一种红蓝花，由张骞出使西域时见过。有学者认为这种红蓝花即鸢尾科的西红花，但也有观点认为这种红蓝花为菊科的红花。宋代的《开宝本草》也有记载张骞得红蓝花一事，并且收录了红蓝花的功效。但笔者认为此处的红蓝花与张骞所得的红蓝花为同名异物。文曰："红蓝花味辛，温，无毒。主产后血运口噤，腹内恶血不尽、绞痛，胎死腹中，并酒煮服。""生梁汉及西域。一名黄蓝。《博物志》云：黄蓝，张骞所得，今仓魏地亦种之。"此种花味辛，温，无毒，主要用于产后的恶血不尽等。但并未记载此种红蓝花的性状特点。

在元代的《饮膳正要》中，收载了一味正名为"咱夫兰"的药物。其有解郁理气的功效，与今日的西红花功效有重叠。文曰：

"咱夫兰味甘,平,无毒。主心忧郁积,气闷不散,久食令人心喜。"

在明代的《本草品汇精要》中记载了"撒馥兰",别名叫番红花。其性状描述亦与今日进口西红花类似。主治为散郁,调血等。

明代的《本草纲目》记载了番红花。其别名又有"泊夫蓝"或"撒法郎"。其产地为西域地区以及阿拉伯地区。同时也证实了这种花在元代入食物的说法,以及《博物志》中描述的张骞得红蓝花的事迹。

清代赵学敏的《本草纲目拾遗》收载了藏红花,又名土红花。其性状描述为"形如菊",但此性状实在过于模糊,不可判断。此书的作者赵学敏还记载了鉴别藏红花的方法,并认为此藏红花与《本草纲目》记载的番红花为两种药材。文曰:"藏红花(土红花)出西藏,形如菊。干之可治诸痞。试验之法:将一朵入滚水内,色如血,又入色亦然,可冲四次者真。《纲目》有番红花,又大蓟曰野红花,皆与此别。"

清末的《植物名实图考》将西红花记录在红花中,由于西红花的记录十分少,也可以推测出古代红花与西红花是有混用或乱用的情况的。文曰:"出西藏者为藏红花,即《本草纲目》番红花。"

民国时期的《增订伪药条辨》中记载了西红花,但这种西红花为陕西产的,与今天鸢尾科西红花并无关系。不过在同一词条中记载了西藏红花:"花丝长,色黄兼微红,性潮润,气微香,入口沁入心肺,效力甚强,为红花中之极品。"

中华人民共和国成立后编撰的《药材资料汇编》中,收录了西红花,别名为藏红花、番红花。科属与用药部位今日西红花一致。其产地在我国西藏及欧、亚两洲等地,主产西班牙,其次意、德、法、希腊、奥地利,此外,印度、伊朗等地均有产。在过去有一种鸡牛牌西红花(盒面绘有鸡牛,俗称"新式货"),系用印度西萌草苗染色,上胶汁所制成,条粗硬,不呈花柱形,色紫红,无光泽,无芳香,是伪品。正品的西红花放入沸水内,花柱射出一线液汁,可泡四次不变色。为治血要药。其性能效用为辛温无毒,用作健胃镇静及活血痛经药,以热陈酒吞服可治吐血。

《中草药与民族药药材图谱》中西红花的来源与《中国药典》(2015 版)一致,国外主产于西班牙,国内主产于上海、浙江、江苏、山东等地。以细长弯曲、色红棕稍显黄棕、鲜艳滋润、香气浓郁者为佳。

2008 版的《上海市中药饮片炮制规范》中,西红花来源、功效、性状描述与《中国药典》(2015 版)一致:呈线形,三分枝,长约 3 厘米。暗红色,上部较宽而略扁平,顶端边缘显不整齐的齿状,内侧有一短裂隙,下端有时残留一小段黄色花柱。体轻,质松软,无油润光泽,干燥后质脆易断。气特异,微有刺激性,味微苦。其习用名称为番红花、藏红花。在用量上为 0.3～3 克,与2015 版《中国药典》中 1～3 克有所差异。

在《金世元中药材传统鉴别经验》一书中描述西红花在中国的引进情况以及主要产地。自 1979 年从日本引进种茎成功后,西红花在上海、浙江、江苏等地逐渐引种开来,其中以上海市宝山、崇明、南汇等地产量最大,约占全国总产量的 90%。在过去,20 世纪 80 年代前均系进口,多由印度转入我国香港地区,由香港药商转销内地。西红花规格分为干红花和湿红花两种,品质以柱头暗红色、花柱少、无杂质为佳。常见的伪品多用莲须、黄花菜切丝染色而成，通体均呈红色，无黄色细丝，置水中浸泡呈片状或丝状，不成喇叭状，水被染成红色。有些不良商家使用西红花雄蕊染成红色掺入柱头中，或将提取过西红花苷的劣品复经染色而伪充，或将菊科植物红花加工伪充西红花。

四、天麻的鉴别与选购

(一) 天麻的特性

天麻为兰科植物，多年生草本。其地下块茎呈扁圆形，黄白色，有纵沟。地上茎直立，圆柱形，高 30～150 厘米，黄绿色，有时带紫色。叶为互生，狭长圆形或披针形，长约 15 厘米，宽约 2 厘米，先端渐尖，基部鞘状抱茎。花为总状花序，花梗长 1.5～3 厘米，被浅黄色粉；花萼歪圆锥形，先端钝，长约 1 厘米；花瓣直立，斜椭圆形，长约 1.2 厘米，宽约 5 毫米；唇瓣大而反折，宽卵形或圆形，长约 1.2 厘米，宽约 1 厘米。通常于 6—7 月开花。

(二) 天麻的鉴别方法

① 观察外观：优质的天麻通常呈椭圆形或箭形，表面黄白色或淡棕色，有时带有纵向皱纹。质地坚实而略带韧性。而伪天麻则往往表面粗糙、形状不规则，质地较脆、易碎。

② 检查断面：将天麻折断，正品天麻断面呈白色或淡棕色，有明显纹理。而伪品断面往往呈空洞状或颗粒状。

③ 观察气味：天麻有一种淡淡的草木香气，而伪品则可

能无味或有刺鼻的气味。

④ **品尝味道**：将一小块天麻放入口中嚼碎，正品天麻口感略带甜味，而伪品可能味道苦涩或者没有味道。

⑤ **检查水煮反应**：将天麻放入开水中煮沸几分钟，正品天麻煮水后，水色会变深，同时散发出独特的香气。而伪品煮水后则可能水色无明显变化或者气味刺鼻。

⑥ **观察浸出物**：将天麻放入温水中浸泡一段时间，正品天麻的浸出物会呈现淡黄色至黄棕色，口感略带甜味。而伪品浸出物可能颜色较深，或尝之无味。

（三）天麻的选购方法

① **选择正规渠道购买**：尽可能在信誉良好的药店或网站购买天麻。避免购买来路不明的产品。

② **注意外观和气味**：虽然外观和气味是初步鉴别天麻真伪的方法，但不能完全依赖。因为某些伪品经过特殊处理后可能外观和气味与正品相似。

③ **了解价格差异**：正品天麻价格通常较高，如果遇到价格过低的天麻产品应保持警惕。

对普通消费者来说，鉴别天麻可能具有一定的难度。因此，建议在购买天麻时尽量选择信誉良好的商家，避免购买到伪品。同时，也呼吁广大中医药爱好者提高对天麻的认知能力，共同维护中药材市场的健康与秩序。

五、慧眼识虫草

冬虫夏草入药，始载于清代的《本草从新》，曰："甘，平。保肺益肾，止血，化痰止劳嗽。四川嘉定府所产者最佳，云南、贵州所出者次之。冬在土中，身活如老蚕，有毛能动，至夏则毛出土上，连身俱化为草。若不取，至冬则复化为虫。"同时期的《本草纲目拾遗》中则以夏草冬虫记载其中，其文曰："出四川江油县化林坪，夏为草，冬为虫，长三寸许，下跌六足，腔以上绝类蚕，羌俗采为上药。功与人参同。"那冬虫夏草到底是什么呢？真的是像古人所说冬天是虫，夏天就变成一棵草吗？我们先来看看《中国药典》（2015 年版）中冬虫夏草的来源："冬虫夏草，本品为麦角菌科真菌冬虫夏草菌 *Cordyceps sinensis* (BerK.) Sacc. 寄生在蝙蝠蛾科昆虫幼虫上的子座和幼虫尸体的干燥复合体。夏初子座出土、孢子未发散时挖取，晒至六七成干，除去似纤维状的附着物及杂质，晒干或低温干燥。"由此可以看出冬虫夏草并非什么神奇的物种，而是一种真菌的复合体，由特定的真菌寄生在特定昆虫幼虫的子座和尸体上的产物，但其形成却是一个相当复杂的过程。

那么如何判断其真假呢？我们还是以《中国药典》（2015 年

版)为标准来看,其性状特点为:"由虫体与从虫头部长出的真菌子座相连而成。虫体似蚕,长 3～5 厘米,直径 0.3～0.8 厘米;表面深黄色至黄棕色,有环纹 20～30 个,近头部的环纹较细;头部红棕色;足 8 对,中部 4 对较明显;质脆,易折断,断面略平坦,淡黄白色。子座细长圆柱形,长 4～7 厘米,直径约 0.3 厘米;表面深棕色至棕褐色,有细纵皱纹,上部稍膨大;质柔韧,断面类白色。气微腥,味微苦。"

　　总的来说,先看外形,以完整、虫体丰满肥大、外色黄亮、内部色白、子座短者为佳。再看其足,应该有 8 对,在近头部有 3 对退化的足,中间部分有 4 对足,尾部有 1 对。背部的环纹明显,一般来说具有三条细一条粗或三密一疏的特点。头部眼睛颜色红棕色或棕黄色(西藏那曲所产虫草眼睛颜色为黄色,青海玉树所产虫草眼睛颜色偏褐色,其他地区所产的多为红色或深褐色)。草头上具有韧性,草体颜色渐变。气味方面,具有一定的腥味或者菌菇特有的气味。虫体与真菌子座应具有自然性连接。有条件的情况下也可以看其折断面,将冬虫夏草掰开后有明显的纹路,虫草中间有一个类似"V"形的黑芯,有些也可能是一个黑点,这是虫的消化腺。冬虫夏草的伪品很多,比较常见且比较容易区分的是蛹虫草,药材习称"北虫草"。此外还有亚香棒虫草、凉山虫草和一种唇形科植物地蚕及草石蚕的块茎伪充冬虫夏草。或用拼接的手法,将一些断裂的或者半真半假的虫草拼接起来。随着科技的进步,造假手段也在不断提高,现在也有用面粉、玉米粉、石膏等加工品来冒充冬虫夏草,我们在购买的时候一定要多加小心。

　　那么冬虫夏草到底适合哪些人群食用呢? 是不是什么疾病

都能治疗？其实，冬虫夏草和其他中药一样，只是一味药材，并无其他所谓的"神性"，其功效为补肺益肾，止血，化痰。临床上也适用于久咳虚喘、劳嗽咯血、阳痿遗精、腰膝酸痛的患者。因此，大家没有必要盲目去购买，没有最好的药，只有适合自己的药。

六、选茯苓，辨真伪

茯苓作为药食两用之品已被广为流传，但茯苓的食用历史可不是最近几年才开始的。在漫长的历史长河中，茯苓有多种叫法，如在《史记·龟策传》茯苓又叫"伏灵"，意思是说茯苓是由松树的"神灵之气"伏结而成。可见古人对茯苓地位的是十分推崇的。

茯苓作为补益药材在《神农本草经》中就有记载，其性味甘，平，久服还能养神，被列入上品之药，据《上海市中药饮片炮制规范》（2018 版）记载："茯苓能利水渗湿，健脾宁心。用于水肿尿少，痰饮眩悸，脾虚食少，便溏泄泻，心神不安，惊悸失眠。"可以说茯苓从入药开始其功效就与补益之性有了某种联系，以至于在后世又被人们称为"四时神药"。

《淮南子》中，对茯苓有这样一段记载："下有茯苓，上有菟丝。注云：茯苓，千岁树脂也。菟丝生其上而无根。"《典术》记载："茯苓者，松脂入地千岁为茯苓，望松树赤者下有之。"从这两段记载来看，由于古人对自然科学的认知不足，误认为松脂入地之后经过漫长的岁月形成了茯苓。其实，茯苓是多孔菌科真菌茯苓的干燥菌核。一般在 7—9 月采挖，其中白色部分，或趁鲜切块(片)后干燥,称为"白茯苓";淡棕红色部分,或趁鲜切块(片)后干燥,称为"赤茯苓"。但野生茯苓资源缺乏,茯苓造假现象也是屡禁不止。

在民国时期,曹炳章编撰的《增订伪药条辨》中就记载了茯苓的造假品以及造假手法,而且这种造假手法一直延续至今。这种手法就是用米粉或米粉掺茯苓末制模而来,更有一种造假是直接将米粉包裹松根混充。因此,我们在市场上购买茯苓时必须仔细加以分辨。

茯苓之灵妙,很多人都有所耳闻,但真的适合所有人服用吗?中医药理论的基础之一就是阴阳学说,"孤阴不生,独阳不长"始终是中医药的一个核心概念。茯苓既然有神奇的补益作用,那也必然有它不宜使用的人群。《本草经疏》中这样记载:"病人肾虚,小水自利,或不禁,或虚寒精清滑,皆不得服。"总结来说就是阴虚而无湿热、虚寒滑精、气虚下陷者需慎用。如果无法确定自己是否能够服用茯苓,那么还须请中医师辨证确认。

七、芡实鉴别与挑选

芡实，因其丰富的营养价值和独特的口感而备受人们喜爱。然而，市面上的芡实质量参差不齐，鉴别假冒伪劣的芡实及挑选优质的芡实变得尤为重要。

（一）认识芡实

芡实，又称鸡头米、鸡头苞等，是一种睡莲科植物的成熟种仁。它分布于我国的南北各地，具有极高的药用和食用价值。芡实含有丰富的蛋白质、脂肪、糖类、维生素和矿物质，特别是具有补肾固精、健脾止泻、祛湿止带的功效。

（二）常见的假冒伪劣芡实

由于芡实的价格较高，市场上的假冒伪劣芡实屡见不鲜。主要包括以下几种：

❶ **菱角**：加工后的菱角与芡实外形相似，但仔细观察可发现其表皮更为粗糙，且口感与芡实相差甚远。

❷ **野芋头**：部分商家将野芋头加工后充当芡实售卖，但其毒性较强，误食可能导致中毒。

❸ **其他假冒伪劣产品**：一些不法商家使用染色剂染色、胶水粘合等手段加工其他植物种子，冒充芡实出售。这类产品往往含有大量有害物质，对人体健康造成严重威胁。

（三）如何挑选优质芡实

❶ **观察外观**：优质芡实呈圆球形，表面均匀分布着红棕色或暗棕色斑纹，较为光滑。若芡实表面有裂纹、发霉或表皮颜色过于鲜艳，则可能质量不佳。

❷ **闻气味**：芡实具有独特的香气，若气味刺鼻或不自然，则可能是经过化学处理的劣质产品。

❸ **品尝口感**：优质芡实的口感应饱满、粉糯，无异味。若口感粗糙或过于松散，则可能品质不佳。

❹ **关注产地**：优质的芡实主要产于江苏、安徽等地的湖泊和水塘中。购买时请选择来自正规产地的产品。

❺ **查看包装与标签**：购买芡实时应选择有完整包装、标签清晰的产品，避免购买散装或无标签的芡实。同时，关注包装上的生产日期和保质期，确保购买的是新鲜产品。

❻ **选择信誉良好的商家**：在购买芡实时，应选择有良好口碑和信誉的商家。避免购买来源不明或质量可疑的芡实。

❼ **留心价格**：优质的芡实在市场上价格相对较高。若遇到价格过于低廉的芡实，应提高警惕，谨防购买到劣质或假冒产品。

（四）如何正确储存芡实

❶ **干燥储存**：将芡实置于通风干燥处储存，避免潮湿和

阳光直射。保持储存环境的干燥和清洁，以防止发霉和虫蛀。

❷ **密封储存**：将芡实放入密封性良好的容器中，以隔绝空气中的水分和微生物。同时，容器应存放在干燥、阴凉的地方。

❸ **定期检查**：定期检查储存的芡实，确保其没有受潮、发霉或虫蛀等问题。若有异常情况，应及时处理。

八、四招教您选枸杞

有关枸杞的记载始见于中国两千多年前的《诗经》:"湛湛露斯,在彼杞棘。"明代的药物学家李时珍云:"枸杞,二树名。此物棘如枸之刺,茎如杞之条,故兼名之。"就是说枸杞是从两种树的名字中各取一个字而命名的一种植物,"枸杞"可以指这种植物的名字。这种植物通常每年开两次花,夏、秋二季果实呈红色时采收,枸杞又可以指这种植物的果实——枸杞子。老百姓对此不做区分,我们常吃的枸杞子就习惯叫作枸杞。

枸杞具有滋补肝肾、益精明目等功能,主要用于虚劳精亏、腰膝酸痛、眩晕耳鸣、内热消渴、血虚萎黄等一系列病症。现代药理研究发现枸杞含有多糖、甜菜碱、多种氨基酸、玉蜀黍黄素、酸浆果红素等特殊营养成分,有调节免疫、延缓衰老、抗肿瘤、保肝等保健功效。

唐代以前,枸杞道地产区尚未出现。自明朝弘治年间,枸杞被列为贡果。宁夏的中宁、中卫等地,是宁夏枸杞的主产区,2004 年宁夏枸杞获得国家地理标志产品保护。《中国药典》(2020 版)只把宁夏枸杞列为枸杞子药材的来源,强调中药材的道地与集约种植,以保证中药材质量的优质与稳定。其中宁夏枸杞多糖含量明显高于其他产区所产的枸杞,而且铁和锰的比值适当,锌和铜含量较其他产地的略高。

宁夏枸杞呈纺锤形或椭圆形,略扁,表面为鲜红色或暗红色。枸杞果脐白尖明显,为空心状白点。果肉肉质柔润而有黏性。种子多呈类肾形、扁而翘,表面浅黄色或棕黄色。其无臭、味甜、微酸,冲泡不易下沉,上浮率可高达 85%。

如何靠简单的"眼看、口尝、手摸、鼻闻"来挑选宁夏枸杞呢?

宁夏枸杞形状以椭圆形为优,尖椭圆形、钝椭圆形、小瘦长、粗瘦长者差。在色泽方面以深红为优,大红、淡红、黑红者差。口感甘甜,但吃完后嗓子里有一丝苦味者为佳。果肉质地丰润为优,肉薄干糙者差。就水分而言,干燥者为宜,抓一把枸杞用力紧捏,然后松开,容易分开者为佳。综合来说,以粒大、肉厚、籽小、色红、味甜、干燥者为佳。

在利益的驱使下,市场上常有不法商贩出售以次充好的枸杞。挑选枸杞时不能只看颜色,如果枸杞的果脐白尖处也是红色的,那很可能就是染色品。硫黄熏蒸陈货可使枸杞色泽鲜艳。抓一把枸杞用双手捂一阵之后,再放到鼻子底下闻,如果可闻到刺激的呛味,而且果脐白尖处也呈深褐色,那么就可以肯定它被硫黄熏蒸过。用白矾水浸泡后再烘干的枸杞,看上去个大饱满,但手握质坚而硬,有扎手感,而且表面会有透亮的结晶物,口尝有白矾的酸、甘及涩味。长期食用这种被化学品处理过的枸杞可能会致癌,大家要多留个心眼。

我们该如何食用宁夏枸杞呢? 枸杞一年四季均可食用,老年人及用眼过度者更加适合,可生嚼、泡水、泡茶、煮粥、煲汤、泡酒等。炖汤和煮粥时,最后放入枸杞焖熟即可。成年人每日用量 20 克左右，适宜与菊花、红枣、金银花、胖大海一起冲泡。但不适宜与绿茶搭配，因为绿茶里所含的大量鞣酸具有收敛吸附的作用，会吸附枸杞中的微量元素，生成人体难以吸收的物质。另外，肚子胀痛、消化不良、大便稀薄、脾虚湿重的人也不宜食用枸杞。

九、玫瑰、月季千万别买错

月季花与玫瑰花都是常用的蔷薇科药用花卉,干燥后的外形相似,功效有异同,极易混淆使用,想要泡一杯适合自己的花茶,我们该怎么选?

首先让我们用"三看法"识别出玫瑰花和月季花。一看花托:玫瑰花的花托多为半球形,呈"壶形";月季花的花托多为长圆形,呈"高脚杯状"。二看花瓣脉纹:二者花瓣均呈覆瓦状排列,玫瑰花的花瓣脉纹基生呈扇形辐射状;月季花的花瓣脉纹具主脉呈树状分枝。三看花蕊:小心除去花瓣,玫瑰花首先看到是黄褐色的雄蕊,因雄蕊高于花柱,剥掉雄蕊才可见花柱上的灰黄色绒毛;而月季花则首先看到花柱上的灰黄色绒毛,雄蕊低于花柱,黄色或黄棕色雄蕊围绕在花柱周围。这是因为玫瑰花为子房下位,故花柱位置低;月季花为子房上位,故花柱位置高,这一点是分辨玫瑰花和月季花的"杀手锏"哦。

其次,让我们来比较一下它们的功效。《中国药典》(2020版)中记载玫瑰花:"归肝、脾经。行气解郁,和血,止痛。用于肝胃气痛,食少呕恶,月经不调,跌扑伤痛。"月季花:"归肝经。活血调经,疏肝解郁。用于气滞血瘀,月经不调,痛经,闭经,胸胁胀痛。"可见二者都归肝经,都有活血调经、疏肝解郁之功效。玫瑰花更偏于行气疏肝解郁,治肝气郁结所致肝郁犯胃、经期不调之证,又归脾经,可芳香醒脾和胃用于治疗胸胁脘腹胀痛、呕恶食少,而月季花并无此功用。月季花独入肝经,偏活血而疏肝解郁,又可消肿解毒消痈,用治痈疽肿毒、瘰疬,而玫瑰花并无此功用。

　　总之,月季花和玫瑰花都归肝经,都有活血调经、疏肝解郁的功效。但是,玫瑰花则更适合用于治疗胸胁脘腹胀痛、呕恶食少等症状;月季花偏向于活血、消肿解毒,适用于治疗肝郁犯胃、痈疽肿毒等病症。通过了解二者的区别和功效,我们可以更加准确地选择合适的花来泡茶。

十、菊花千万种，选对才重要

　　"采菊东篱下，悠然见南山"出自陶渊明的《饮酒》，是千年来脍炙人口的名句。菊花不仅具有极高的观赏价值，还具有不凡的药用、茶用价值。我国菊花品种繁多，使用历史悠久。《神农本草经》将菊花列为"久服利气血，轻身耐老延年"之上品，中医有"长于平肝阳，益血润容"之说法。药用菊花按产地和加工方法分为亳菊、滁菊、贡菊、杭菊、怀菊。还有专供茶用的金丝皇菊、昆仑雪菊等。那么，它们之间有什么不同？该如何选择适合自己的菊花茶呢？

　　❶ **药用菊花**：亳菊、滁菊、贡菊、杭菊、怀菊都统称为药用菊花，具有散风清热、平肝明目、清热解毒的功效。这些菊花若按颜色可分为白菊花和黄菊花。白菊花平肝作用较好，黄菊花疏风散热，清热解毒作用较好。"常饮菊花茶，老来眼不花"饮的应该是白菊花，因为白菊花可清肝明目。如果风热感冒，则需疏风散热，选用黄菊花较好些。胎菊为未完全绽放的杭白菊，营养价值和药效都高于普通杭白菊，而且物以稀为贵，所以价格也比普通杭白菊要贵一些。

　　❷ **金丝皇菊**：金丝皇菊又称皇菊，味甘，主要产于江西、

河北等地。其泡茶具有"香、甜、润"三大特点，并且在沸水中的皇菊，形如绣球，色如黄金，不但冲泡七次仍有余香，而且色泽不减。其含有绿原酸、黄酮类、多糖、挥发油、萜类、氨基酸及矿物质等多种化学成分。药用功能涉及抗衰老、降血压、护肝和增强免疫力等方面，是具有一定开发价值的药物资源。

❸ **野菊花**：野菊花性偏寒，口感偏苦，具有清热、消肿、解毒、疏风散热、泻火平肝的功效。因其清热解毒的力量比较强，常用于治疗疔疮痈肿、目赤肿痛、头痛眩晕等病症。现代药理研究表明它还具有抑菌、抗病毒、抗氧化、降压等功效。因此它不仅可以泡服，还可以煎汤外洗或制成膏药外涂。

❹ **昆仑雪菊**：昆仑雪菊，维吾尔语名为"古丽恰尔"。据报道，正宗的昆仑雪菊只生长在喀喇昆仑山海拔 2 600 米以上的山区，花期短、产量少，目前市场上多是人工种植培育出来的昆仑雪菊。昆仑雪菊含有对人体有益的多种氨基酸和微量元素，具有降血糖、降血压、降血脂、加强血液抗凝和微循环、抗氧化等作用。昆仑雪菊泡茶饮，可治疗燥热烦渴、心慌、胃肠不适、食欲不振、痢疾及疮疔肿毒。因此，"三高"人群选昆仑雪菊比较合适。

❺ **哪些人不宜喝菊花茶**：广泛来说，各类菊花都有着清热解毒的功效，有极好的祛除火气之效。因此，阳虚体质、脾胃虚弱，尤其是脾胃虚寒的人，多喝性凉的菊花茶容易引起胃部不适、腹疼、腹泻等症状。菊花性寒，不建议孕妇饮用，另外青少年处在生长发育的高峰期，阳气正当时，喝菊花茶有削减阳气之嫌，最好不要饮用。可见，用菊花茶来降火清热也是有选择的，不能千人一方。

十一、法眼看陈皮

"陈皮"一词最早出现在唐代《食疗本草》，为芸香科植物橘及其栽培变种的干燥成熟果皮。李时珍《本草纲目》中对陈皮有详述，指出"今天下以广中来者为胜"，广中即如今的广东省江门市新会区。新会专门种柑取皮已有 700 多年的历史，2006 年被列为"国家地理标志产品"。新会陈皮特指在广东省江门市新会区地理标志产品保护范围内栽培的茶枝柑的果皮经晒干或烘干、贮存陈化的干品。按柑果成熟度和采收时间又可分为"柑青皮（青皮）、微红皮（黄皮）和大红皮（红皮）"。其中以大红皮为佳，且经 3 年以上陈化。新会陈皮味苦、辛，性温，能理气健脾、燥湿化痰，主治腹脘胀满、食少吐泻、咳嗽痰多。现代药理研究发现，新会陈皮主要含有黄酮类、挥发油、生物碱、多糖等成分，具有抗氧化、抗肿瘤、消炎、祛痰、平喘、促消化、降脂、保肝、保护心肌等作用。由于产量有限，故有"千年人参，百年陈皮""一两陈皮一两金，百年陈皮赛黄金"的说法。近年来用新会陈皮冲泡代替茶水饮用渐成风尚，成为时下流行饮品。因此辨识新会陈皮与普通陈皮显得十分重要。

2019 年中华医学会颁布的道地药材广陈皮的鉴别要点是：

外形、厚度、外表、内表、质地和气味；2021年颁布的《地理标志产品 新会陈皮》感官品质要求主要是：片张、厚度、质地、完整度、气味、净度、是否有虫蛀、霉变、病斑、烧皮等方面。

一些市场上人为做旧陈皮的工艺着实让人难辨真假。鉴别主要还是以滋味、香气为重心，从外观质地、汤色、泡后的湿皮等方面综合评价新会陈皮的质量。大家可通过望、闻、触、尝、冲茶的方法简单地对新会陈皮进行鉴别。

❶ 望：新会陈皮制作工艺成熟，开皮方法有"丁字二刀法"和"正三刀法"两种。成品外观整齐三瓣，基部相连，片张大、反卷，厚薄均匀。外表皮呈棕褐色甚至黑色，有猪鬃纹，油包粒突出。年份高的新会陈皮内囊风化自然脱落，呈古铜色或棕色，猪鬃纹清晰，对光照视透亮。

❷ 闻：新会陈皮的挥发油高而多，香气表现为浓郁高扬、独特、不单一。存放5年以上者，具陈皮独有的芳香，味道浓郁，且每年气味都有变化，愈陈愈醇香。

❸ 触：新会陈皮陈久者轻、硬。年份短者通常质较柔软。脆而有韧性、不易断碎为好，以柔软含水量高或者易碎缺乏韧性为差。以指甲刮表皮，刮过之处突显油光。

❹ 尝：撕一小瓣口尝，微苦、甘、香，而伪品苦、涩、痹。

❺ 冲茶：年份短的陈皮汤色为微黄、浅黄、黄、橙黄，年份长的为橙红、黄红色，甚至红色、琥珀色。年份短的新会陈皮，滋味醇和，柑味尚显，略有酸涩，微辛。有一定年份的新会陈皮，滋味通常呈现醇正平和、微辛的口感特征。优质陈皮有甜醇、鲜醇的口感，陈醇厚滑，回甘生津。冲泡完的新会陈皮油润有光泽，冲泡10余次仍回甘香滑，无苦涩味，取少量放入口中嚼一嚼，清

香扑鼻,略有辛。

市面上销售的 15 年、20 年甚至 30 年的陈皮比比皆是,其实新会本土市场超过 10 年的老陈皮都相对稀缺。自己吃的话选择 5～10 年的新会陈皮已足够,其转化稳定、且比较容易辨别,价格也是大家能够接受的。

十二、"非桔非橘"的化橘红

明代万历年间编撰的《高州府志》有载："化橘红唯化州独有"，化橘红自明朝成为宫廷贡品。据说当地制作橘红的果树从开花到结果，都由官府派兵守护，亲自点果数，逐一编号，然后每年收获的季节按例上贡朝廷……因此凡入化州者无不以获得一两颗化橘红为幸事。这个如此珍稀的贡品究竟为何物呢？让我们来"扒开"这个谜团。

第一"扒"，我们先来"扒扒"这个"橘"字。"橘"就是"桔"吗？

我们日常中用的是"桔"字而非"橘"字。"桔"等同于"橘"吗？在《说文解字》中，"橘"（jú）代表的是一种果实，而"桔"（jié）代表的是一种叫桔梗的药。二者不是同一物，所以"桔"不是"橘"的简化字，而是"橘"的俗字，即通俗流行而不规范的汉字。至于"橘"俗作"桔"的原因，大概是老百姓出于易写又表吉利之意而借用了"桔"字替代"橘"字，并给"桔"添加了新的读音（jú）和字义（果实）。故"橘"非"桔"。所以严格意义上来说应为"橘红"而不是"桔红"。

第二"扒"，橘制品的困惑。橘皮、橘红、化橘红有什么区别？

橘皮即橘的果皮，橘皮有去白（内果皮）与不去白之别，至宋元时橘皮去白又称"橘红",于是有了橘红的品名。根据史料记载,清代化橘红多以柚代替橘作为橘红制品的来源。清代光绪版《化州志》记载:"化州橘红,治痰症如神,每片真者值一金……"化橘红的疗效得到肯定和推崇。

据当地果农说,唯化州部分富含礞石物质和微量元素的土地以及与化州接壤的广西部分土地才能种植化橘红,化橘红药效之所以特别好是因为当地的土质富含的礞石(礞石为治顽痰、癖洁的奇药,痰去咳自除),化橘红因为吸收了化州土壤特别富含的礞石物质和多种微量元素,化痰止咳疗效变得非常神奇,被冠以"南方药王""中华一宝"的美誉。

2006 年化橘红被列入国家地理标志产品保护,原国家质检总局批准对化橘红实施地理标志产品保护。2009 年 6 月,化州获授"中国化橘红之乡"称号。2015 年,"化橘红""化州橘红"的地理标志证明商标经国家工商行政管理总局商标局批准注册。直至今日的《中国药典》(2020 版)中的橘红和化橘红是分别以 2 个品种列出,其中橘红为橘及变种物的外层果皮制得,而化橘红为"化州柚"和"柚"的外层果皮制得,因此化橘红并不是橘红的一个分支,而是两个独立的品种。由于选用"化州柚"制作的化橘红比选用"柚"制作的疗效更为显著,更为正宗,因此接下来我们就单独介绍一下由化州柚而制成的化橘红,即"毛橘红"。

第三"扒",为何市场上售卖的化橘红形态各异、五花八门,究竟哪一个才是它的"庐山真面目"?

根据化州柚不同的采摘时期,果农会将不同阶段的果实加工成不同的形态:将 3～4 月间采摘的柚幼果(150 克以下)和生理落果加工成化橘红胎;将 4～5 月间采摘的柚幼果(150～230

克)制成化橘红珠;将 6—7 月间采摘的柚青熟果(230 克左右)的果皮割成 5～7 瓣,除去果瓤和部分中果皮,制成化橘红皮,俗称"毛七爪""毛五爪"。因此市面上的化橘红主流存在化橘红胎、化橘红珠、毛七爪三种形态。

由于以 6—7 月采摘青熟果制成毛七爪或毛五爪的传统化橘红加工方法基本在逐渐退出历史舞台,现化州市内化橘红采收季节为多每年 5 月上旬到 6 月中旬,并将其加工成为长果类型或圆果类型的制品后切片销售。

第四"扒",如何挑选质优的化橘红呢?

化橘红的长直径在 8 cm 以下为佳,以"陈久者良"。即随着时间的推移,化橘红和空气结合慢慢陈化,里面的黄酮结合物越来越丰富,药效也越加明显。化橘红在陈化的过程中不但内含物更加丰富,而且口感也会变得更好,苦涩刺激味变少,回甘陈香更足。

由于篇幅有限,我们这里只简单介绍化橘红切片的品质识别。

❶ **外观**: 切片均匀,由内而外颜色渐深,正宗化橘红遵照传统工艺经过柴火烘焙,但新果与陈果囊肉的颜色不同,新果囊肉色尚浅,陈果囊肉颜色深褐。靠近表皮处会有棕色环状层,这是富含油类物质的表现,部分果子还会出现白色斑点,行内人把它称为"菊花点",这代表着果树所在的土壤礦石物质含量高。果皮表面黄绿色或青褐色,辨识的重点是看皮上的茸毛,以茸毛越多越密为佳。

❷ **气味**: 气味芳香,橘香浓郁,味苦、微辛。正宗的化橘红是一种自然芳香的橘皮味道,若闻有烤焦味则可能是烘干火

候掌握不当或造假冒充陈货；如闻到酸味则是用药水浸泡过，目的同样是造假冒充陈货。

❸ 茶汤：茶汤色泽金黄，明亮而清透。汤味苦而不酸、涩，越陈越醇，苦味越少。若泡出来的汤色浑浊，且不耐泡，或口感酸涩，有可能是浸泡过药水造假充当陈货。

由于化橘红为温性，且药性也较为峻烈，所以由于上火导致的咳嗽、咽喉肿痛及气阴虚的人士并不适宜服用化橘红。

十三、龙眼和桂圆

提到龙眼,很多人会亲切地称之为"桂圆",那龙眼是不是桂圆呢? 其实,龙眼就是桂圆,桂圆是龙眼的另一种叫法,关于这个异称还有几段传说。相传福建一带曾有恶龙作乱,有一青年名叫"桂圆",与恶龙殊死搏斗,最终将其铲除。但"桂圆"身负重伤而牺牲,其下葬的地方长出一棵果树,结实似龙眼,于是人们为纪念这位青年,将该果名曰"桂圆"。还有种说法见于《兴化府志》中,相传宋徽宗即位后次年八月,皇后玉体欠安,御医无策。恰逢兴化(约今福建莆田)进贡龙眼到京,皇后品尝,顿觉生津,再食能饮食、行走。皇后玉体康复后,徽宗大悦,赐予该果实"桂元"的美名。比较正式的说法出自《龙眼谱》中,书中记载道:"闽中龙眼固佳,而品尤见称者为桂圆……盖其色黄,其肉厚,味清而香,如桂之馥。"除此之外,龙眼还有亚荔枝、骊珠、燕卵、蜜脾、鲛泪、川弹子等异名。

关于龙眼的药用价值,更是可以追溯到2 000年前。在《神农本草经》中就有它的记载,其记载云:"龙眼,味甘,平。主五脏邪气,安志厌食。久服,强魂、聪明、轻身、不老,通神明。"列于木部中品。具有补益心脾、养血安神的功效。清代《本草新编》中记载曰："味甘，气平，无毒。入脾、心二经。解毒去虫，安志定神，养肌肉，美颜色，除健忘，却怔忡。多服强魂聪明，久服轻身不老。"现代临床常用于气血不足、心悸怔忡、健忘失眠、血虚萎黄等症状。有时还可以用龙眼肉来泡酒，可以达到气血双补的作用。

我们平时去市场上购买龙眼时要以身干、肥厚、片大、棕黄色、味甘者为好。明代宋珏以"外裹黄金饰，中怀白玉肤"来形容龙眼中的上品。现在龙眼主产于广西玉林、桂平、岑溪等，福建晋江、南安、同安等，又以福建产为佳，广西产量大而齐名。此外，广东罗定、高州、陆河，云南、四川、贵州等地也依旧有产。

龙眼作为我国本土植物资源，在民间和临床上都备受推崇。其口味香甜也广受大家喜爱，但龙眼肉属于温补类，极容易生内热。脾胃功能不好、有痰湿、内热大的患者要谨慎食用。此外，因其糖分含量比较高，不利于血糖的控制，患有糖尿病的患者也不宜过量食用。

十四、"美国大杏仁"不是杏仁

中药苦杏仁大家都耳熟能详，但令人好笑的是，明明是要买苦杏仁，结果商家却给了"美国大杏仁"。那同样都有杏仁之名，二者到底有什么区别呢？

首先，在中国市场上存在了几十年的"美国大杏仁"压根不是杏仁，而是扁桃仁，又叫"巴旦木"。2012 年 11 月 29 日商务部召开的专家审定会，认定"美国大杏仁"属于"扁桃核（仁）"，并非杏仁。之后原美国加州杏仁商会于 12 月 7 日在北京举行记者见面会时宣布中国市场的"美国大杏仁"将更名为"巴旦木"。至此，才将几十年来错误的用名给更正了。

而且扁桃仁的种植历史十分悠远。据记载扁桃仁最早可追溯至 6 000 年前的中东地区，有文字记载巴旦木："亚伦之杖开出了巴旦木之花"。到了公元 100 年的时候，罗马人将巴旦木用于新婚夫妻洗礼，寓意为早生贵子。而在我国西部也有上千年的巴旦木栽培历史。在我国新疆地区，仁用扁桃（指专门用来吃果仁的扁桃）的果实就被称为"巴旦杏"，它是蔷薇科李亚科桃属乔木。因此，扁桃仁在我国新疆俗称"巴旦木"或"巴达木"，和"美国大杏仁"其实是同一种植物的果实，都是扁桃仁。

从营养成分和功效上来看，每 30 克巴旦木中含有 6 克蛋白质、4 克膳食纤维、7.7 毫克维生素 E 和 13 克不饱和脂肪酸，甚至有学者认为光从脂肪酸比例来说，巴旦木几乎和橄榄油相当，而它的蛋白质和膳食纤维含量远远高于橄榄油。从调节血脂角度来说，它是十分具有优势的。但是如果用扁桃仁来止咳平喘，那就有点"强仁（人）所难"了。

苦杏仁是临床上最常用的止咳药，有毒。但这个毒性也奠定了它能止咳的功效。苦杏仁里含有一种苦杏仁氰苷的成分。当我们服用小剂量的苦杏仁时，其苦杏仁氰苷经酶在体内慢慢水解后逐渐产生微量的氢氰酸成分，就是这种成分可以镇静呼吸中枢，使呼吸运动趋于安静而起到镇咳平喘的功效。但是就是这个有止咳功效的氢氰酸有剧毒。因此，我们常说的杏仁不能多吃指的是中药里的苦杏仁，并非可食用的巴旦木。

那怎么区别二者呢？其实也不难，从外观上看二者就有明显区别，扁桃仁要比苦杏仁长。扁桃仁的长度一般是其宽度的 1.5 倍左右。而苦杏仁的长度和宽度基本相同，看上去呈心形或扁圆形。因此，只要我们仔细观察，还是很好区分二者的形状的。

第二章 中药使用有宜忌

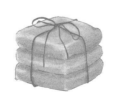

一、人参，为你的元气加加油

　　一提到冰天雪地的长白山，大家肯定会先想到一味耳熟能详的药材——人参。人参历来被视为"百草之王"，在《神农本草经》中就有其记载，历史之悠久不得不让人叹服。人参味甘而微苦，性微温。归脾、肺经。能大补元气，补脾益肺，生津止渴，安神益智。特别适合用于脾气虚弱而导致的食欲不振、呕吐泄泻和肺气虚弱引起的气短、自汗。还能用于心神不安导致的失眠多梦、惊悸健忘。但是在众多好处之中却隐藏着危机。

　　中医界有一句流传甚广的话："人参杀人无罪，大黄救人无功。"意思是说，人参是贵重的补药，即便是错服致命，世人也认为它是无罪的；而大黄是便宜的泻药，即便是救人一命，世人也认为它是没有功劳的。所以即便是"百草之王"却依旧能杀人于无形之中。那么究竟哪些人不适合吃呢？

　　第一是具有很严重的过敏体质的人。第二是感冒发烧者不宜食用，此时服用人参的话会提高血循环，使心悸更加严重，甚至加重病情。第三是胸闷、腹胀者，这类人服用人参后，常使胸闷、腹胀、气滞现象加重。第四是体内有热毒者，如身患疗、疮、疥、痈或咽喉肿痛者，服用人参后会导致疮毒大发，经久不愈等严重后果。第五是因突然气壅而喘证的患者，或因燥热引起的咽喉干燥的患者，及一时冲动引发吐血、鼻衄者都忌用人参。第六是凡气盛、身热、脉滑实有力、大小便不通而实热者均忌用人参。

人参虽说是个好药材，但在食用时也需要注意，特别是以上六类人群更是要格外小心，当然本文并没写完人参所有的禁忌证，患有某些疾病的人也是不能吃的，可找专业人士询问清楚再服用。

（一）人参不同部位疗效大不同

人参周身都是宝，各部位都有良好的医疗、保健功效，可药食两用。人参的参身、参须、参芦、参花、参叶虽生在同一株上，但其价格、功效却不尽相同。

❶ 参身：人参重要的药用部位为其主根，其性味甘、微苦，微温平，具有大补元气、补脾益肺、生津养血、安神益智、久服轻身延年等功效。现代药理研究表明人参具有提高免疫力、抗肿瘤、改善心脑血管、抗疲劳等作用。

❷ 参须：人参的细支根及须根，状若人的胡须，故有参须之称。参须性平、味甘而苦，功同人参而力逊。因其价格低廉，临床上用于非危急病症者。古代医家常用参须治疗胃气虚弱的呕吐、呃逆，肺气虚弱的咳嗽、咯血及气津两伤的口渴思饮等。现代临床也常将其作为人参的代用品。其实，家庭选择保健进补，参须是较为价廉实惠的，且泡茶饮用更为方便。

❸ 参芦：参芦是人参的根茎，部位在上。我国古代部分医药书籍中有人参"不去芦令人吐"的记载，把参芦作为催吐药。

但现代药理学研究均未见其呕吐反应，认为参芦可以和人参一样入药使用。而且参芦中人参总皂苷的含量占7.26％，比人参主根中3.8％的含量要高，说明参芦的某些功效可能比人参强，这也是近年来人参入药不去芦的主要原因。因此选购人参进补者可无需固守陈规的去掉参芦。但在人参皂苷溶血性试验中发现人参芦总皂苷具有较强的溶血作用，不能供静脉注射使用，所以选用人参为静脉注射液原料时应以去芦为宜。目前参芦作为中药饮片使用主要取其提升、引经或涌吐膈上痰饮的作用。

❹ **参花**：人参的花蕾称为参花。参花与人参的功用相似，但力量远弱于人参。中医认为，本品性味甘、温，入肺、脾、肾经，有健脾补虚、开胃消食之功，适用于神经衰弱、消化不良等症。

❺ **参叶**：人参的叶子称为参叶。可生津润燥，甘寒清热。可治疗气阴不足的萎缩性胃炎、糖尿病、肺结核，以及咽喉肿痛、声音嘶哑。夏令用其泡茶饮用，可祛暑解渴。

综上所述，同出一株的参须、参芦、参花和参叶不过得参之余气，虽然都具有不同程度的补益作用且还兼具其他功用，但其力量较薄弱，危险之证断难倚仗。故参须、参芦、参花、参叶作为人参代用品多施于轻浅病证，或将其作为保健品服用，其价格低廉实惠，长期服用同样能够起到一定的治疗效果。

（二）高血压人群慎用人参

人参具有大补元气、复脉固脱、补脾益肺、生津、安神的作用，在《神农本草经》中列为上品，历来被医家称为"补气第一药"。现代医学研究发现，从人参中分离出的人参皂苷对心律失常、心肌肥厚、细胞凋亡、缺血再灌注损伤、心肌缺血有一定的治疗作用,对心肌细胞、血管内皮细胞等具有不同程度的保护作用,因此人参的应用范围也逐渐扩大。

人参皂苷对血压具有升压和降压的双向调节作用。人参皂苷可通过调节内皮细胞—氧化氮合酶表达,刺激血管舒张,同时阻断钙离子通道等途径,实现降低血压的目的。一般以人参皂苷 Rb_1、Rb_2、Rb_3、Rc、Rd、Rg_3、Rh_2 及糖苷基 PD 等原人参二醇类为主,多用于降低暂时性或持久性的高血压;同时也有研究表明,人参皂苷具有升高血压的作用,一般以人参皂苷 Re、Rg_1、Rg_2、Rh_1 及糖苷基 PT 等原人参三醇类为主。

在临床实际运用和传统论述中,人参及其复方制剂更多地用于升高血压,即"大补元气、复脉固脱"的作用,如八珍汤、参附汤、归脾汤、益气聪明汤等。人参不良反应——"人参滥用综合征",多表现为中枢神经兴奋和刺激症状,其中高血压也是其主要表现症状。

因此,高血压患者还是应该谨慎口服人参。人参的滥用自古有之,所以才有"人参杀人无罪,大黄救人无功"的讽刺俗语,故人参还是应在中医师的指导下使用才最为妥当。

二、三七分"生熟"

中药在经过炮制后会产生不一样的功效,而三七便是其中一味。三七生品味甘、微苦,性温,有散瘀止血、消肿定痛之功。用于咯血、吐血、衄血、便血、崩漏、外伤出血、胸腹刺痛、跌扑肿痛。经蒸制、油炸、沙烫等炮制后为熟三七,其功效能行气补血、补益虚损,具有增强免疫、降脂、抗血栓等作用。

三七最早记载于明代的《跌损妙方》中,其名为"参三七"。此书为现存最早的伤科少林派著作,其中记载了"参三七"主要用于跌打损伤、活血定痛,如"全身跌打方""全身药酒方"等。这说明"参三七"在当时跌打损伤的治疗上有重要的地位,这与我们今天的生三七有着散瘀、消肿定痛的功效不谋而合。

清代开始出现熟三七。如《本草纲目拾遗》曰:"三七……俨如人参,明润红熟,壮少者服之作胀,惟六十以外人服,则不腹胀。其功大补血,亦不行血,彼土人患虚弱者,以之蒸鸡服,取大母鸡用苏三七煎汤,将鸡煮少时,又将三七渣捣烂入鸡腹,用线缝好,隔汤蒸至鸡烂,去三七食鸡,可以医劳弱诸虚百损之病。"通过文献表明,三七生熟两用,功效迥异,有"生打熟补"之说,即生三七用于跌打损伤,能加快瘀血溶散,化瘀而不会导致出血;

熟三七则行气补血，具有增强免疫的作用。

现代研究发现三七炮制前后的药效不同，认为这是可能造成三七"生打熟补"的原因。有学者通过比较生、熟三七对血虚小鼠的治疗效果，发现经治疗后，熟三七组小鼠的血常规指标及脏器指数优于生三七组小鼠，证明熟三七的补血作用优于生三七。还有学者通过比较生、熟三七对失血性贫血小鼠的治疗效果，发现经治疗后，熟三七组小鼠的血常规指标略优于生三七组小鼠，证明熟三七的补血作用略优于生三七，但无明显差异。也有通过动物行为学实验比较生、熟三七的补益作用，发现熟三七在增强体力、改善记忆力及提高耐缺氧能力等方面的效果优于生三七，即熟三七的补益作用优于生三七。

因此，在服用三七的时候最好还是先分清楚自己所用三七是生品还是熟品，一般认为生三七用于外科，熟三七用于内科。

三、润肺止咳有川贝

在大自然环境被肆意破坏的时候,地球也会对我们施加惩罚。空气出现污染,许多人只能呼吸污浊的空气,这就导致了咳嗽或哮喘的发病率逐渐上升。那么在此环境下有没有什么中药材能够保护我们娇嫩的肺脏呢?真有那么一味药材,那就是川贝母。

川贝母因产自四川而得名,可历代本草书籍对川贝母都无特别收录,直至明代才有描述。明朝的李中立在《本草原始》中将贝母分为两类,其中"色青白,体重,单粒"的南贝母指的就是浙贝母中的"元宝贝",而"色白、体轻、双瓣、质优良"的西贝母指的是川贝母和伊贝母。

明代的倪朱谟在《本草汇言》中云:"贝母,开郁、下气、化痰之药也。润肺消痰,止咳定喘,则虚劳火结之证,贝母专司首剂。……若解痈毒,破瘕结,消实痰,敷恶疮,又以土者为佳。然川者味淡性优,土者味苦性劣,二者以分别用。"

到了清代,《本草纲目拾遗》则将川贝母和象贝母做以比较,曰:"川贝味甘而补肺矣,不若用象贝治风火痰嗽为佳。若虚寒咳嗽,以川贝为宜。"

到了今天,贝母的种类众多,川贝母的来源品种有川贝母、暗紫贝母、甘肃贝母、梭砂贝母、太白贝母或瓦布贝母,在临床应用上更加广泛。因其性苦、甘,微寒,归肺、心经,能清热润肺,化痰止咳,散结消痈,可用于肺热燥咳、干咳少痰、阴虚劳嗽、痰中带血、瘰疬、乳痈、肺痈。不过不宜与川乌、草乌、附子、关白附等乌头类中药同用。此外,川贝母属于贵重药材,直接煎煮有时候可能效果不佳,为避免造成浪费,将其打成粉或打碎更容易让人体吸收。

四、一莲出九药

　　莲为莲科莲属多年水生草本植物，广受历代文人及医家喜爱，周敦颐的《爱莲说》："予独爱莲之出淤泥而不染，濯清涟而不妖"，李时珍在《本草纲目》中说："莲产于淤泥，而不为泥染；居于水中，而不为水没。根茎花头，凡品难同……"莲代指的是其全株，得五行之精气皆可入药。莲的各个部位如莲花、莲须、莲房、莲子、莲子心、荷叶、荷梗、荷蒂、莲藕等均为中药材，故古语有"一莲九药"之说。莲在我国有着五千年的利用史和三千年的栽培史，集观赏、食用、药用等价值于一身，是广泛种植的重要经济作物。先民对莲的观赏和食用、药用等价值进行了系统的开发和利用。

　　❶　莲花及蕊：莲的花称之为莲花，其形状像心脏，呈圆锥形，"心象尖圆，形如莲花"，又古语有说"心如莲花"。中医认为莲花味苦、甘，性温，无毒，具有祛湿消风、清热解毒、解暑之功，此外莲花还能镇心驻颜、活血止血。莲花去掉花瓣，中心为莲蓬，顶端圆而平坦，上有十多个小孔，基部渐窄，周围着生多数花蕊，这蕊称之为"莲须"，因其味涩，故为秘涩精气之要药，功效主要为清心通肾。因此，治肾虚精关不固所致的遗精滑泄常用莲

须以交通心肾,进而达到加强固肾涩精之力。除药用之外,清代江南食谱中还有"莲花肉""炸莲花""炝莲花""莲花粥""莲花溜鱼片"等有关莲花的佳肴。

❷ **莲房**:莲房即干燥成熟莲蓬壳,是莲的花托。莲房味苦涩、性平。有散瘀、止血、调经功效。《本草纲目》中记载说:"莲房入厥阴血分,消瘀散血,与荷叶同功,亦急则治标之意也。"临床中常选用莲房炭,功专止血,故血崩、下血、溺血,皆烧灰用之。

❸ **莲子及莲子心**:莲的果实成熟时采割莲房,取出果实,除去果皮,称为莲子。莲子心为莲子中的绿色胚芽,性味苦寒,专于清心火。莲子有去心和没去心的两种。去心的莲子称为莲子肉,味甘性平,有滋补元气、补中养神、益肾涩精等方面的药用功效,可用于脾虚久泻、带下、遗精、心悸失眠等症。没去心的莲子因为其心苦寒,能够清心火,可用于治疗心烦失眠、口渴喜饮、小便涩痛降压等症,属于清热之品。因为莲子心性寒,脾虚的人常吃可能会出现腹泻的情况。体质虚寒者吃莲子时不宜带莲子心,尤其在夏季食用莲子鲜品时去掉莲子心后食用比较安全。

❹ **荷叶、荷蒂、荷梗**:莲的叶片即荷叶,其味苦性平,有清暑化湿、升发清阳、凉血止血的功效。主治暑热烦渴、暑湿泄泻、脾虚泄泻、血热吐衄、便血崩漏。现代常用于减肥和美容,并用于高脂血症和高血压症。荷叶的基部称为荷蒂,与荷叶具有类似的功效,可清暑祛湿、和血安胎,可用于治疗胎动不安、白痢、泄泻、久泻脱肛等。荷叶或莲花的柄称为荷梗,性味亦同于荷叶,具有解暑、行气宽中之功,可用于暑湿、胸脘痞闷等。总之,荷叶、荷蒂、荷梗三者皆为解暑佳品,鲜用效果尤佳。

❺ **莲藕及藕节**：莲的根茎，又称莲藕。鲜藕甘寒，生食适宜高热患者烦热口渴，能凉血止血，除热清胃，故主消散瘀血，可用于吐血、口鼻出血、产后血闷、烦闷等症，亦可用于解酒。熟藕性甘温，能健脾开胃、益血补心，故主补五脏、实下焦、消食、止泄、生肌。莲藕含丰富的铁质，对贫血之人颇宜。莲藕经加工制成的藕粉，味甘性平，其蛋白质、淀粉含量很低，需要控制蛋白质摄入量的患者可以冲泡食用，作为增加餐饮、补充热量的选择。藕之间的节称为藕节，有收涩止血，兼有化瘀作用，有"止血不留瘀"的特点，为止血良药，可用于多种出血症，藕节制炭后可增加止血作用。

莲之部位不同，功效亦有别。但莲的功用似乎总不离"出淤泥而不染""中通外直""亭亭净植"的"莲性"。出淤泥而不染，故而能破血散瘀、清心消暑；中通外直，故而可补益心脾、补血养血；亭亭净植，故能升阳、轻宣解毒。莲有以"妙洁自在"的特性荡涤污秽、除病去垢以达除百疾的意境。

五、"九大仙草之首"——铁皮石斛

铁皮石斛被誉为"九大仙草之首",市场上的铁皮石斛每斤从几百到上千元不等,为什么价格会相差这么大?当从医院、药房买回铁皮石斛后,怎么服用才能让其发挥最大的效果呢?接下来,就告诉大家铁皮石斛的那些"真相"。

铁皮石斛具有益胃生津,滋阴清热的功效,临床上主要用于热病津伤、口干烦渴、胃阴不足、食少干呕、病后虚热不退、骨蒸劳热、目暗不明、筋骨痿软等症。现代医学研究表明,其具有增强免疫、调节胃肠、降血糖、降血压等作用,因此在大众的日常保健中广受欢迎。

"铁皮石斛"真是第一仙草吗?关于"九大仙草",网上多称唐代开元年间的《道藏》中收载了"中华九大仙草",分别为"石斛、天山雪莲、三两重人参、百二十年首乌、花甲之茯苓、深山野灵芝、海底珍珠、冬虫夏草、苁蓉"。很多科普文章甚至专业论著中也屡屡引用该结论,那这是真的吗?《道藏》是道教经籍的总集,而唐、宋、金、元所编辑的道藏均已毁于战火,有研究者检索明代《道藏》及残存的敦煌道书后,并未找到这条记载或类似的文字描述,也就是说,"中华九大仙草"出自《道藏》的说法仍存在疑问，就更不用说"石斛"或"铁皮石斛"的排名了。

石斛为兰科属多年生草本植物，全世界有 1 000 余种，我国药用的石斛种类有 50 余种，铁皮石斛仅是其中的一个品种。铁皮石斛一般附生于高大乔木或岩石上，古书将生于乔木上的称为"木斛"，生于岩石上的才称为"石斛"。在乔木上栽培者产量大于在岩石上栽培者，大棚种植者多于仿野生种植者，木斛与石斛在外观形态上无明显差别，很难区分。另外，基于气候等原因，越往北方，铁皮石斛的产量就越少，传统上认为其质量就越好，所以价格也越贵。

如何买到真正的铁皮石斛？市场上售卖的石斛名称众多，如"铁皮石斛""紫皮石斛""铜皮石斛""霍山石斛""川石斛""金钗石斛"等，让消费者眼花缭乱。2010 年以前，上述的种类都被称为"石斛"，所以市场上铁皮石斛的伪品较多，比较混乱。但是，自 2010 版《中国药典》开始，铁皮石斛被另立为一个单独的中药品名，自此铁皮石斛成为一味独立的中药，不再与其他石斛混。现在要买到正宗的铁皮石斛，只需到正规药店购买即可。但需注意，无论干品还是鲜品，一定要有"铁皮石斛"的字样。

如今正规药店买到的铁皮石斛多为干品，少有鲜品销售。而干品铁皮石斛很难煮透，更不要说用热水冲泡了。在这里教大家一个方法，能方便、有效地煎煮铁皮石斛。在买干品铁皮石斛时，请药店的药师将干品打成粗粒，回家后使用多功能豆浆机或者料理机中制作米糊的模式进行操作，就能做出一杯清香可口、疗效显著的铁皮石斛水了。

六、"中华仙草"——灵芝

　　灵芝在中华文化中具有十分广泛的影响力,各种传说、故事、言谈无不透露着对灵芝的好奇,那灵芝到底是什么? 它是否具有传说中起死回生的功效呢? 我们还得先从"灵芝"一词说起。

　　"灵芝"一词最早出现于东汉的《灵芝歌》,诗曰:"因露寝兮产灵芝。象三德兮瑞应图。延寿命兮光此都。配上帝兮象太微。参日月兮扬光辉。"在最早的药学著作《神农本草经》中,灵芝被纳入上品;就一般而言,上品之药多为滋补、强身之品,更有不老延年之说。在此基础上,后世对灵芝的功效传说基本沿用《神农本草经》中对灵芝的记载。

　　到了唐代,世人对灵芝的喜爱和推崇更是反映在唐诗中,如王维、李德裕、武元衡等文人均对灵芝留有诗句,在王维的《和仆射晋公扈从温汤》就这样写道:"上宰无为化,明时太古同。灵芝三秀紫,陈粟万箱红。"而初步定型于明代的《白蛇传》中:"白娘子只身峨眉盗灵芝,起死回生救许仙"的故事同样反映了灵芝在人们心目中"神药"的地位。

　　今天我们对灵芝有了更深的认知,它为多孔菌科真菌赤芝或紫芝的干燥子实体,普遍分布于我国,但以长江以南为多。灵芝又可分为灵芝和紫芝两种,其中紫芝为我国特有品种。紫芝的菌盖多呈紫黑色至近褐黑色,菌肉呈均匀的褐色、深褐色至紫褐色,孢子顶端脐突形,内壁突出的小刺明显,孢子较大,但功效基本与灵芝一致,为补气安神、止咳平喘之品,一般用于眩晕不眠、心悸气短、虚劳咳喘等症。

在现代研究中,我们还发现灵芝内含有多种多糖类有效成分,如具有抗肿瘤活性的水溶性多糖,具有降血糖活性的灵芝多糖,具有促进核酸蛋白质合成代谢作用、改善造血功能的多糖等。因此,根据灵芝中所含的成分,我们在临床上还可以将灵芝用于治疗冠心病、慢性支气管炎、哮喘、白细胞减少症等,也常用于肿瘤的辅助治疗。

灵芝的传说随着现代研究的探索,由一个个民间故事小说逐步走向科学应用,加之人工栽培的成功,灵芝不再稀缺,使其慢慢成为我们日常生活中保健养生的食材。灵芝粥、灵芝炖乳鸽、灵芝鸡汤等,皆是美味的保健药膳,这样也能将灵芝的文化更好地延续下去了。

七、"新晋网红"——金蝉花

最近有一款叫"金蝉花"的中药材风靡保健品市场,在网络上圈粉热销,也广泛应用于中医院肾科、肿瘤科的方剂中。金蝉花究竟是何方神圣?是蝉还是花?都不是,它非蝉非花,又亦蝉亦花。此话怎讲?

金蝉花是种具有动物和植物特征的奇妙生物:根是蝉蛹的幼虫体,花是从单个蝉幼虫头部顶端生长出来的。虫体呈腊肠状,前段稍窄,尾部钝圆,略带弯曲,僵硬坚实,黄褐色,表面披覆着灰白或灰黄绒毛状菌被,局部体节裸露,附肢尚可辨别;折断后可见内部充满浅黄色致密物质。孢梗从虫体前段发出,直立单生或丛生。这属于生物病态现象,是一种虫菌相依的组合体,由菌核、子实体、孢子粉三部分构成,与冬虫夏草同属无性型虫生真菌。

在我国温热地区的竹林及针阔叶混合林中的低洼地带,秋季来临,山蝉钻入土中,逐渐变成蝉蛹,在羽化前被一种叫蝉拟青霉的菌类寄生。当生活条件适宜时,这种菌就开始萌发成菌丝体,吸收虫体营养。最终虫体被菌丝完全占有而只剩下一个躯壳。待万物复苏时节,菌丝体又从营养阶段转化为繁殖阶段,渐渐从蝉的顶端钻出，探出土壤表面，开花分枝。这种开着小白花的虫菌结合体就是蝉花。待时机成熟，蝉花便会弹射出大量的孢子，好像蒲公英的种子一样，迎风飞扬，散落在泥土里，静待新的寄生体。如此循环往复，周而复始，生生不息，这就是野生蝉花的形成全过程。由于这种蝉花比黄金还稀少还珍贵，因而人称"金蝉花"。

金蝉花含有多糖、甘露醇、虫草酸、麦角甾醇、多种氨基酸和蛋白质、多种生物碱，以及多种微量元素等，可与冬虫夏草媲美，俗称"大虫草"。它具有免疫调节、调节脂类代谢、滋补强壮、提升机体营养状况、抗疲劳、降血糖、解热、镇痛、镇静、改善肾功能、抗肿瘤等作用。

作为大自然的宝藏，自古以来就有很多人在寻找和食用金蝉花，但也看到媒体报道有人食用金蝉花后不仅病情未缓解反而中毒的事件。这是怎么回事？真正的蝉花经过化学分析是没有毒性的，中毒可能有三种原因：①食用了类似金蝉花的假蝉花，只有特定的蝉感染了特定的真菌，符合了特定的条件才算金蝉花。就像山上的蘑菇，有的有毒，有的没毒。②食用了已经发黑、发霉变质的金蝉花。③金蝉花的外壳未经处理，含有致病微生物或其他有害物质。

在这里给大家分享一个辨别金蝉花是否变质的技巧：蝉蛹捏上去手感要紧实，倘若空心的，说明已经变质；若整体形态看上去不好了，有发霉的迹象最好也不要食用。需要注意的是，金蝉花的汤渣不可咀嚼。此外，金蝉花不适合患有多年风湿性关节炎、体寒、脑出血、感冒的患者及孕妇和儿童食用。

北有冬虫夏草,南有秋蝉夏花。金蝉花,祖国的虫草瑰宝之一,具有良好的发展前景。有人会用金蝉花泡酒、煲汤,但由于品种的复杂性,为安全起见,建议食用前先请专业人士鉴定,切万不可盲目自行食用。

八、牛黄和它的"替身"

经常接触中医药的小伙伴肯定对"牛黄"一词并不陌生。在众多中成药中也常常有牛黄的身影，如牛黄解毒片、安宫牛黄丸、牛黄清心丸等。这些中成药里都会含有"牛黄"这味药，但牛黄到底是什么？叫牛黄的一定是牛黄吗？现就给大家一一解析。

牛黄始载于《神农本草经》，在我国药用已有两千多年历史。《中国药典》（2020年版）记载牛黄为牛科动物牛的干燥胆结石。具有清心、豁痰、开窍、凉肝、息风、解毒的功效。临床常用于热病神昏、中风痰迷、惊痫抽搐、癫痫发狂、咽喉肿痛、口舌生疮、痈肿疔疮等。现代研究表明，牛黄具有镇静、解热、抗炎、抗惊厥、利胆保肝、降压、镇咳等药理作用。

由于牛黄良好的疗效以及经常与名贵药材一起配伍使用，且长期以来产量不稳定，导致资源紧缺，大量依赖进口，价格十分昂贵。此外，在牛体内多个部位形成的结石均可充当牛黄入药，使得牛黄的来源也十分复杂。目前，市场上流通的牛黄替代品有三种，即人工牛黄、培植牛黄、体外培育牛黄。

（一）人工牛黄

别看这三种替代品都有牛黄一词，其实这三者还各不相同。人工牛黄是从牛、猪、羊等动物胆汁，经化学方法提取生产。1956年天津制药厂首次研制成功"人工合成牛黄"，其后由北京同仁堂提炼厂进行了生产。人工牛黄名称始见于1972年《中华人民共和国卫生部药品标准》，其配方由胆红素0.7％、胆酸12.5％、胆固醇2％等组成。在1995年修订了人工牛黄的质量标准，在新配方中增加了贝斯素、硫酸锌，除去了硫酸镁、硫酸亚铁，以葡萄糖酸钙取代磷酸氢钙，某些组分在用量上也有所差异。此后在1998年、2005年、2015年的质量标准或药典中都对人工牛黄的配方进行过调整。

（二）培植牛黄

培植牛黄为牛科动物牛的活体胆囊中培植的干燥胆结石。采用外科手术方法，在活牛胆囊中埋入核体（即埋入胆囊内的异物，一般用塑料制成），培核1年左右，胆汁凝结成块状物或片状物。其研究始于20世纪80年代，经实验证明，人工培植的牛黄与天然牛黄，所含化学成分和药理作用等方面都基本相同。最后由中国药材总公司科研处牵头，以科研课题进行深入研究，先后在陕西、云南、内蒙古、山西、广东等省培植成功。

（三）体外培育牛黄

体外培育牛黄是以牛科动物牛的新鲜胆汁作母液，加入去氧胆酸、胆酸、复合胆红素钙等制成。20世纪90年代，由同济医科大学附属同济医院研制成功。科研人员在研究人类胆结石形成机制的基础上，模拟胆红素钙结石在体内形成的原理和生物化学过程，应用现代生物工程技术，在体外牛胆囊胆汁内培育牛胆红素钙结石（体外培育牛黄），药理药效方面与天然牛黄对比分析和实验研究，结果与天然牛黄一致，无论是单方还是复方其临床疗效与天然牛黄完全一致。

综上所述，牛黄替代品的出现固然是件好事，大大解决了天然牛黄短缺的问题，但是替代品毕竟不是真正意义上的牛黄。因此，按国家药品监督管理局国食药监注〔2004〕21号《关于牛黄及其代用品使用问题的通知》及国食药监注〔2012〕355号《关于加强含牛黄等药材中成药品种监督管理的通知》规定："对国家药品标准处方中含牛黄的临床急重病症用药品种及其他剂型或规格，可以将处方中的牛黄固定以培植牛黄或体外培育牛黄等量替代投料使用，但不得使用人工牛黄替代。"

此外，还规定含牛黄或其代用品的药品必须在包装标签及使用说明书的成分或主要成分项下明确牛黄或其代用品名称，并将该品种的包装标签及使用说明书报所在地省级药品监督管理部门备案。这些规定都大大提高了人们对牛黄药物使用的安全性，让老百姓们都能服用到安全有效的药物。

九、"药中黄金"——熊胆粉

熊胆是我国的名贵药材。目前,在熊胆的资源保护上我们已做到初步的合理,那么在临床应用和用法用量上我们真的会用吗?

熊胆应用历史悠久,从汉代到清代有 300 余部中医药学典籍记录了熊胆的功效应用。从唐代的《新修本草》对熊胆的记载来看,此时对熊胆的临床应用已经有了初步的认识,文曰:"疗时气热盛变为黄疸,暑月久痢,疳䘌,心痛,疰忤。"到了明代,熊胆的临床应用范围扩大,也逐渐接近今天熊胆粉的临床应用,李时珍在《本草纲目》中记载曰:"退热清心,平肝明目,去翳,杀蛔、蛲虫。"其中"退热""平肝明目"等功效仍然被今天所认可。

在方剂配伍上,有关熊胆的配伍的方子更多,如宋代的《太平圣惠方》记录熊胆相关方剂可治疗小儿奶疳、黄瘦、体热心烦。另还有将熊胆汤化后调涂于鼻中,治小儿恶疮蚀鼻。清代的《外科全生集》记载的梅花点舌丹(熊胆、冰片、硼砂、沉香等研末制丸),具有清热解毒、消肿止痛作用,主治疔毒恶疮、无名肿毒、乳蛾、咽喉肿痛等。由此可见,含有熊胆的方剂可广泛运用于儿科、外科、耳鼻喉科等相关科室。

为进一步发掘和利用这一宝贵资源,古代先贤们花了大量的时间书写了有关熊胆的文献,为现代研究提供了宝贵资料。据现代药理学研究表明,熊胆粉具有广泛的药理活性,不但具有保肝、利胆、排石功效,还可解热镇痛、明目止痉。在治疗心脑血管系统、肿瘤、烧伤、痔疮等方面具有特殊的药用价值。在国家中药协会统计中,目前经国家正式批准含有熊胆粉的上市中成药就有153种。这些中成药被广泛用于治疗临床各科疾病。特别在危、急、重症、疑难杂病的治疗中取得显著疗效。

有了如此"神药",我们该怎么用? 用多少? 用多了、用错了,暴殄天物,用少了疗效不佳。据《中华本草》记载,熊胆粉分为内服和外用两种,内服入丸、散,其用量在 0.2~0.5 克。外用则为适量,研末调敷或点眼。而在《上海市中药饮片炮制规范》(2018 年版)中,熊胆粉用量在 0.1~0.3 克,且多入成药制剂;而外用则为适量。可见,熊胆粉并不建议直接入汤剂服用。此外,平素有虚证的患者也应该慎服或禁用。

十、巧用羚羊角粉

羚羊角你知道吗？相信这个问题会得出不同的答案,有人会说这是藏羚羊的角,也有人会说这是治高血压的药材,甚至有人会说这是某种装饰品。可以说这些回答有正确的也有错误的,我们就来一一破解关于羚羊角的秘密。

(一)羚羊角是什么

根据 2020 版《中国药典》记载,羚羊角的正品为牛科动物赛加羚羊的角。

(二)羚羊角是藏羚羊的角吗

羚羊角的来源并不是藏羚羊的角,而是来自赛加羚羊,赛加羚羊和藏羚羊属于两种不同的动物。

(三)赛加羚羊也是国家保护动物吗

答案:是的,赛加羚羊也被列入世界自然保护联盟(IUCN)2012 年濒危物种红色名录 ver3.1——极危(CR),在我国属于国家中药一级保护品种,因此,私自猎杀赛加羚羊是违法的。

（四）羚羊角产自哪里

赛加羚羊栖息于荒漠及半荒漠的开阔地区，性喜干旱，在我国仅分布于新疆北部地区，产量较少。所以羚羊角大部分从俄罗斯等国进口。

（五）羚羊角长什么样

羚羊角呈类长圆锥形，略呈弓形弯曲，长 1～33 厘米；类白色或黄白色，基部稍呈青灰色，嫩枝对光透视有"血丝"或紫黑色斑纹，光润如玉，无裂纹；老枝则有细纵裂纹。除尖端部分外，有 10～16 个隆起环脊，间距约 2 厘米，用手握之，四指正好嵌入凹处。角的基部横截面圆形，直径 3～4 厘米，内有坚硬质重的角柱，习称"骨塞"，骨塞长约占全角的 1/2 或 1/3，表面有突起的纵棱与其外面角鞘内的凹沟紧密嵌合，从横断面观，其结合部呈锯齿状。除去"骨塞"后，角的下半段成空洞，全角呈半透明，对光透视：上半段中央有一条隐约可辨的细孔道直通角尖，习称"通天眼"。羚羊角质坚硬，气微，味淡。

（六）有哪些伪品冒充羚羊角

非正品有黄羊角、长尾黄羊角、藏羚羊角、山羊角、绵羊角、西藏小羚羊角、盘羊角、斑羚角、扭角羚角。伪制品则会用其他种动物角，多光滑，环脊不自然，具加工痕迹。

（七）羚羊角是否能用来降压，用量是多少

羚羊角作为传统中药饮片，可以用来平肝息风、清肝明目、

散血解毒。用于肝风内动、惊痫抽搐、妊娠子痫、高热痉厥、癫痫发狂、头痛眩晕、目赤翳障、温毒发斑、痈肿疮毒等。现代临床发现，羚羊角的确有降压的作用，特别对轻、中度高血压且符合中医辨证分型为肝阳上亢证患者。一般用量不大，如羚羊角粉每次 0.3～0.6 克吞服。

（八）哪些人不适合服用羚羊角

脾虚慢惊患者禁服。

十一、吃鹿茸需注意

鹿在古代就被视为神物，古人认为鹿能给人们带来幸福，我们常说的三吉星"福、禄、寿"中"鹿"又与"禄"谐音，所以又象征着富裕。在药用方面，鹿茸可以追溯至《神农本草经》。鹿茸味甘，温，无毒。其功效就包括了益气、强志、生齿、不老等补益作用。在现代又以补养精血、益肾壮阳为特点，被视为温补肾阳的药材之首。但你可知道鹿茸是怎么来的吗？真的是梅花鹿头上的那对毛茸茸的角吗？

其实鹿茸的来源并非只有梅花鹿，在《中国药典》（2015版）中鹿茸的来源为梅花鹿与马鹿的雄鹿未骨化密生茸毛的幼角。前者习称"花鹿茸"，后者习称"马鹿茸"。而且梅花鹿野生的又很少，现主要以家养为主，又以东北居多。马鹿野生与家养均有，而且产区较多，新疆、内蒙古、黑龙江、青海等地均有分布。

如果需要买整只花鹿茸或马鹿茸的话，那店家可能就会问你需要什么规格的呀？花鹿茸有"初生茸""二杠""挂角""三岔""二茬茸""花砍茸"等规格。马鹿茸有"单门""莲花""三岔""四岔"等。那我们应该怎么选购呢？其实说简单也简单，说复杂也复杂。不管是花鹿茸还是马鹿茸，均以茸形粗壮、饱满、皮毛完整、质嫩、油润、茸毛细、无骨棱、骨钉者为佳。习惯的认为花鹿茸"二杠"质量优于"挂角""三岔";马鹿茸"单门""莲花"优于"三岔"和"四岔"。

以切片来说，我们又可以将花鹿茸切片大致分为蜡片（血片）、粉片（细砂片）、粗砂片、骨砂片四类。其中以蜡片（血片）为最好，它是由花鹿茸顶端一段切制而成。蜡片切片平滑，角质样，有蜡样光泽，淡黄棕色，外围皮层较厚，棕红色，体较重。马鹿茸片与花鹿茸切片类似，只是外围皮层色泽较黑，茸毛灰青色，切面为红褐色。

所以，我们在选购鹿茸的时候，首先，要弄清楚自己买的是花鹿茸还是马鹿茸。其次，看自己需要买的是整只还是切片。然后，再看需要什么规格的，质量的优劣会影响到药材的功效。最后，也是最重要的就是要量力而行，不可盲目跟风购买。

十二、知燕窝，吃燕窝

　　燕窝作为保健食材经常被人们说起，但其昂贵的价格又将大家拒之门外，而且又难辨真假，又不知道该如何吃，导致了近几年燕窝被严重"神话"，那到底什么是燕窝？

　　燕窝，顾名思义为燕子的巢窝，但并不是所有的燕子都能筑出燕窝，只有雨燕科金丝燕及同属燕类用唾液和绒羽所凝结而筑的巢窝才能叫燕窝，比如我们在春天看到的尾巴似剪刀的家燕是产不出燕窝的。金丝燕一般多见于热带沿海地区岛屿的险峻岩洞深处，主要分布于东南亚及太平洋各岛屿以及我国华中及西南一带。

　　对普通人来说，在市场上能看到的燕窝基本都是加工后的商品，其商品可以将燕窝分为白燕、毛燕、血燕等。白燕色洁白，偶带少数羽毛；毛燕色灰，内有较多灰黑色羽毛；血燕含赤褐色血丝。这三种燕窝以白燕品质最佳。

　　燕窝价格昂贵，利润丰厚，因此燕窝的造假、掺假也是屡禁不止，而且造假、掺假的手段越发高超。比如用琼脂加入调合剂的伪制品，表面黄白色，略透明，具光泽，但是水浸后会先散成碎片状，逐渐化成颗粒，且不能膨胀。又如用银耳干燥后制成的碎粒加上蛋清调匀的干燥品,成品表面黄白色或淡黄色,略透明,稍具光泽,水浸后稍膨胀,弹性差。此外,还有用猪皮、淀粉、豆粉等材料造假以及用注水、涂果浆、加树胶等掺假的手段,使得燕窝真假难辨。

买到的燕窝该怎么食用呢? 相信很多小伙伴会选择煮着吃或蒸着吃,或加入银耳炖煮。这些吃法固然是对的,但燕窝的吃法绝不止这几种,这里就为大家再推荐两种吃法,只要大家肯花心思,那么就可以根据这两种方法延伸出各种燕窝吃法。

第一种吃法是包馄饨,我们可以将泡好的燕窝与馄饨馅均匀地融合在一起,包成燕窝馄饨,这样即保留了燕窝的风味也可以吃到馄饨馅的鲜美。

第二种吃法叫"三元燕窝",用鸡、鲫鱼、河虾、火腿、笋尖熬制好的高汤来煮燕窝,其味鲜美程度不亚于饭店里的任何一款浓汤。

既然燕窝可以做成菜肴,那么是不是意味着所有人都适合吃呢? 答案当然是否定的,因为燕窝具有养阴润燥、益气补中之效,有痰湿停滞者和有表邪(如感冒)者是需要慎服的。

十三、中药里的那些胶类药材

胶剂是动物的皮、骨、甲、角等水煎后，取胶质浓缩成稠胶状，经干燥后制成的固体制剂，可分为：皮胶类，如阿胶、黄明胶等；甲胶类，如龟板胶、鳖甲胶等；角胶类，如鹿角胶等。近年来，阿胶作为应用最多的皮胶类中药，因受原料和产地限制，价格较高。那么，同属胶类的黄明胶、龟板胶、鳖甲胶、鹿角胶等，能否替代阿胶呢？

❶ **阿胶**：阿胶是驴皮熬制而成的胶块，主要产于山东东阿县，故得名"阿胶"。其主要成分有蛋白质、多肽、氨基酸、透明质酸及多种矿物质等，蛋白质含量为 $60\% \sim 80\%$。阿胶味甘，性平，具有补血止血、滋阴润肺的功效，常用于治疗血虚所致的面色萎黄、眩晕心悸、肌肉无力、心烦不眠、虚劳咳嗽、吐血、尿血、衄血、便血，以及妇女的月经不调、崩中、胎漏等症。

❷ **黄明胶**：黄明胶又名牛皮胶，由黄牛皮熬制加工而成。其主要成分为胶原蛋白，可水解成多种氨基酸。黄明胶味甘，性平，归肺、大肠经，具有滋阴润燥、养血止血、散痈消肿的功效，可用于治疗体虚便秘、虚劳肺痿、咳嗽咯血、吐血、衄血、崩漏、下痢便血、跌扑损伤、痈肿、烫伤等病症。黄明胶具有与阿胶类似的

补血、止血功效,但滋补之力比阿胶平和,更适用于"虚不受补"的人群。

③ **龟板胶**:龟板胶为乌龟腹板煎熬而成。其性平,具有滋阴潜阳、养心益肾的功效,可用于阴虚阳亢的头晕、心悸、筋骨软弱等症。

④ **鳖甲胶**:鳖甲胶为鳖的背甲熬制而成。其味咸,性寒,归肝经,具有滋阴潜阳、软坚散结的功效,可用于治疗肾阴不足所致的内热心烦、潮热盗汗、心悸、癥瘕痞块等症。鳖甲胶与龟板胶虽同属甲胶,但性偏寒凉,擅治痨热、湿热脚气、温疟等症的后期发热。

⑤ **鹿角胶**:鹿角胶为梅花鹿或马鹿等雄鹿的鹿角煎熬浓缩而成的胶状物。味甘、咸,性温,归肝、肾经,具有补肝肾、益精血、止血等功效,可用于治疗肾阳不足、精血亏损所致的畏寒、肢冷、腰膝痿软、阳痿、尿频、耳鸣或乳中结块等症。一般而言,患有慢性病属于虚寒者皆可使用。

⑥ **使用胶类的注意事项**:中药胶剂在膏方中扮演着重要角色,既有补益虚损、平衡阴阳的治疗作用,又有利于膏方的固定成型。一般在制作膏方时,胶类药材应先加适量黄酒或水,浸软后,再隔水炖(烊)化备用;也可打成细粉,在收膏时均匀加入煎好的中药浓缩液中。膏方中需要使用哪种胶剂,须由中医师辨证定制,一人一方,正确服用。不同胶类药材有不同的禁忌证,如胃部胀满、消化不良者,不宜使用阿胶、龟板胶;脾胃有湿热者,不宜使用鳖甲胶;阴虚内热、舌质红者,不宜使用鹿角胶。

第四章 食疗保健有妙法

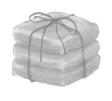

一、春日韭菜养生经

关于韭的历史记述可谓源远流长，早在先秦的《夏小正》中就有"囿有见韭"的记载。《诗经·豳风·七月》中同样有"四之日其蚤，献羔祭韭"的相关记载。韭一般在春季发芽，古人认为这是一年起始的象征，因此把韭作为祭祀神明之品来使用。

到了汉代，韭则被作为菜品来记载。如许慎的《说文解字》中记载曰："菜名。一种而久者，故谓之韭。……凡韭之属皆从韭。"作为药用，韭在《名医别录》中就有记载，曰："安五藏，除胃中热。"此外，书中还收录了韭菜子，记有韭菜子具有治疗梦泄精、溺白的作用。到了唐代韭的药用功效应用得到了进一步的扩展，在《本草拾遗》和《食疗本草》中均有记载，特别在《本草拾遗》中提出了韭具有补虚、益阳的功效。曰："温中下气，补虚，调和脏腑，令人能食，益阳。"

到了明代，韭的功效分为生用和熟用。如《滇南本草》中认为："生捣汁服，除胃脘瘀血。熟吃，滑润肠胃中积。"而《本草纲目》也对韭的生熟功效做了区分，曰："韭生则辛而散血，熟则甘而补中。"清代之后韭的功效基本被确定以补肾、温中、行气功效为主，解毒、散瘀为辅。

综上所述,韭拥有悠久的历史记载,从祭祀之品到菜品,再到药品,其功效也在安五脏、补肾的基础上增加了解毒、散瘀等功能,可谓是一路陪伴着我们民族的发展而不断变化。下面为大家推荐两道有关韭菜的膳食。

膳食一: 虾仁韭菜(《民间食谱》)

【食材】虾仁 30 克,韭菜 250 克,鸡蛋 1 个,调料适量。

【做法】虾仁用水发胀后沥干;韭菜切成 3 厘米长段;鸡蛋打破盛于碗中,加淀粉、麻油调成蛋糊,倒入虾仁中拌匀;炒锅中倒入菜油后,放入调制好的蛋糊翻炒,糊凝放韭菜,韭菜熟时加食盐、酱油。

【功效】补肾固气、益精壮阳、通经下乳。适用于肾虚、阳痿不举、腰膝酸软、遗精遗尿、小便频数、带多质稀、产后乳胀、乳汁不畅等症,亦用于习惯性便秘。

【禁忌】阴虚火旺及患疮肿等皮肤病患者忌服。

膳食二: 韭菜炒猪腰(《饮食疗法》)

【食材】韭菜 100 克,猪腰 1 个。

【做法】将韭菜洗净切断,猪腰洗净切薄片,加油、盐炒熟。佐膳服食。

【功效】补肾强腰。适用于肾虚腰痛、慢性腰肌劳损、肾虚遗精、盗汗、老人肾虚耳聋等症。

二、疏肝解郁喝玫瑰

花茶文化与茶文化可谓是一脉相连。茶最早可追溯至神农氏时代，起初是为了治病救人。到了唐代之后，茶以其独特的文化走向了世界。在此过程中，花茶也随着种类和制作工艺的不断提高和规范，成为大众十分喜爱的一种饮品。花茶的文化内涵也在不断充实，形成茶文化和花茶文化相辅相成的一种关系，一花一茶也成为中国古代很多知识分子的精神寄托。

花茶除了丰富的文化内涵之外，同样具有治病防病的功效。自古以来便有"上品饮茶，极品饮花"的说法。花茶不仅有茶的功效，还可根据花香的药理作用达到治疗的目的。据说辽代的萧太后经常冲泡金莲花饮用，因而皮肤白皙，中年以后依然靓丽。此外，在《事林广记》《本草纲目》等古籍中，都有花茶的身影，如大众最为熟悉的玫瑰花茶。但能否饮用玫瑰花茶则需依据玫瑰花的性味、功效以及人的体质、身体状况等来决定。

中医认为郁证有广义、狭义之别。广义的郁证指因外邪、饮食、情志、慢性疾病等多种因素导致的气血不和或气机不畅的病证。狭义的郁证指因情志因素导致的以气机郁滞为特点的一类病证，与西医学的抑郁症、焦虑症、神经官能症等表现相近。郁证的基本病机是气机郁滞,理气开郁则为基本治则。在《本草正义》中记载曰:"玫瑰花香气最浓,清而不浊,和而不猛,柔肝醒胃,疏气活血,宣通窒滞。"故有活血行气、疏肝解郁、芳香开窍的功效。

现代研究发现玫瑰花微粉具有抗抑郁作用,对强迫游泳和悬尾两种行为绝望抑郁模型的小鼠灌服玫瑰花微粉,可明显减轻小鼠的抑郁症状。此外,玫瑰花香含有芳香族、酯类、醇类、醛类、酮类和萜烯类等物质,这些物质能够刺激人的呼吸中枢,调节人的神经系统,从而促进人体吸进氧气,排出二氧化碳,大脑因得到充分的氧气供应,产生旺盛的精力,使思维清晰敏捷,心理高级认知功能得到提高。因此,从今天科学的角度来看,玫瑰花对缓解郁证是有帮助的。

玫瑰花应该怎么泡?是不是泡的越多越好?当然不是,冲泡时,玫瑰花如果过多会产生涩味,而且其具有理气活血的功效,在生理期的女性以及有出血倾向的人群应慎用。因此,一般推荐用量在 1.5～6 克,最好不要和茶叶冲泡在一起,因为茶叶中含有大量鞣酸,会影响玫瑰花舒肝解郁的功效。

三、夏日"丝"语

夏季是吃瓜类的最好季节，哪怕是进入"立秋"后，瓜类依旧能占据主导地位。西瓜、冬瓜、丝瓜、苦瓜……可谓是"瓜瓜入耳，连绵不绝"。

众多瓜中有一种瓜不仅能吃、能入药，还能作为平时的洗刷工具，那就是丝瓜。夏季餐桌上人们经常会做一碗丝瓜蛋汤，鲜嫩的丝瓜，滑嫩的鸡蛋，二者完美组合印证了那句"高端的食材，往往只需采用朴素的烹饪方法"。

一般认为，丝瓜的起源地是在我国，别名又叫天丝瓜、天吊瓜、絮瓜等。其植物来源有两种，均为葫芦科植物，一种叫丝瓜，另一种叫粤丝瓜。粤丝瓜又叫棱角丝瓜，与丝瓜样子基本相同，但有明显的棱角，在我国广东、广西有栽培，北方少见。而中药中的丝瓜络，其实是在丝瓜果实成熟、果皮变黄、内部干枯后采摘，然后除去外皮和果肉及种子的产物。

在古代，丝瓜是被作为药食两用的植物记载的，明代《救荒本草》和《本草纲目》中也都有它的身影。丝瓜能清热化痰，凉血解毒。主治热病，症见身热烦渴、咳嗽痰喘、肠风下血、痔疮出血、血淋、崩漏、痈疽疮疡、乳汁不通、水肿等。且根据《药性切用》记载，老丝瓜能通经活络，尤其适用于热痹。

中医药讲究药材之间的配伍，可以用冬瓜皮来配伍丝瓜，增强丝瓜利水消肿的功效。也可用葱白配伍丝瓜来治疗小儿浮肿。但丝瓜性凉，一般脾胃虚寒或肾阳虚弱的患者就不宜多服了。如《本经逢原》所云："丝瓜嫩者寒滑，多食泻人。"

此外，现代药理研究指出丝瓜还具有抗病毒、抗过敏的作用。特别是丝瓜组织培养细胞中的泻根醇酸（BA）不仅具有和甘草次酸（GA）几乎相同的抗过敏作用（大鼠 I 型过敏反应），而且显示了比 GA 强几倍的抑制小鼠耳触性 IV 型过敏反应的作用。

丝瓜除了好吃的果实外，丝瓜子、丝瓜叶、丝瓜花、丝瓜藤都能入药或食用。如丝瓜子能清化热痰，丝瓜藤能通筋活络用于治疗腰痛。因此，在有"瓜"吃的季节中，大家就好好地享受大自然给予人类的这份馈赠吧。

四、药食同源——鱼腥草

　　我国西南地区有种非常著名的野菜叫"鱼腥草"，其食用地位在人们心中可谓是"泾渭分明"。喜欢的人加点佐料就是一道可口的凉菜，可不喜欢的人吃下去就觉得一股腥臭味。但这种野菜却有着大大功效，既是食品又是药品。

　　鱼腥草又叫折耳根，为三白草科植物蕺菜的新鲜全草或干燥地上部分。鲜品全年均可采割，因具有鱼腥气故名鱼腥草，能清热解毒、消痈排脓、利尿通淋。现代研究发现鱼腥草化学成分十分复杂，除含挥发油、黄酮类、生物碱类、甾醇类外，还含有多种氨基酸、蛋白质、维生素等。因此，鱼腥草还具有抗菌、抗病毒、增强免疫等作用。

　　鱼腥草又被称为"中药中的广谱抗菌药"。其成分中的鱼腥草素对金黄色葡萄糖球菌和白色葡萄糖球菌、痢疾杆菌、铜绿假单胞菌、变形杆菌、副大肠杆菌、革兰阳性芽孢杆菌等均有一定抑制作用，特别是针对金黄色葡萄糖球菌和白色葡萄糖球菌作用较强。

　　不仅如此，鱼腥草抗病毒也是一把好手。研究表明，在鱼腥草的直接、预防以及治疗作用下，能分别将病毒的感染能力降至原先的 1/50、1/800 和 1/25。其挥发油具有抗流感病毒的作用，通过干扰病毒包膜来杀灭病毒。因此，医生会利用鱼腥草抗菌和抗病毒的作用治疗上呼吸道感染。

目前在临床上还有许多有关鱼腥草的制剂和药品在应用，如鱼腥草滴眼液、复方鱼腥草合剂、复方鱼腥草软胶囊、复方鱼腥草滴丸、鱼腥草素钠片等产品，都有着不错的疗效。如鱼腥草滴眼液用于眼部的清热解毒，疗效甚佳。曾经的鱼腥草注射液在有效性和经济性方面具有明显的优势，但在临床上使用中被发现有较多不良反应的报道，于 2006 年 6 月 1 日在全国范围内暂停使用。

此次事件给中药制剂行业敲响了警钟，也反映出我国目前中药安全性研究仍较为薄弱。近年来也有不少消息说服用鱼腥草会导致肾毒性甚至致癌。其原因在于鱼腥草含有马兜铃内酰胺Ⅱ，而马兜铃酸及马兜铃内酰胺等马兜铃酸类物质被发现有肾脏毒性，可能导致肾病或肾脏恶性肿瘤。但鱼腥草中所含的马兜铃内酰胺Ⅱ并不像马兜铃酸那样被世界卫生组织明确列为Ⅰ类致癌物。而且，马兜铃酸是一种化学成分，而马兜铃内酰胺是马兜铃酸的一种代谢产物。简单来说，鱼腥草既不是马兜铃科植物，也不含马兜铃酸，马兜铃内酰胺还分马兜铃内酰胺Ⅰ和马兜铃内酰胺Ⅱ，二者也不相同。因此就目前所查阅的文献来看，鱼腥草中的马兜铃内酰胺Ⅱ会造成肾毒性或致癌是缺乏证据的。

综上所述，鱼腥草作为中药饮片使用还是安全的，但需要掌握一个度，据《中国药典》（2020 版）规定，鱼腥草每次用量在 15～25 克，且不宜久煎。有实验表明鱼腥草鲜汁加热后，其中的鱼腥草素容易发生氧化、聚合和缩合等反应,导致抗菌作用降低甚至消失。所以,在我国西南地区鱼腥草多数为凉拌食用也是不无道理的。

鱼腥草做法有很多,比如凉拌、和其他食物一起炒、煲汤等,都非常好吃。如果想要吃得更为健康且无腥味,为大家推荐一种做法。

【食材】鲜鱼腥草 100 克,莴笋 500 克。

【佐料】盐、酱油、香油、醋、姜、葱、蒜均适量,可根据自己的口味做调整。

【做法】鱼腥草择洗干净,沸水略焯后捞出,加盐少许拌匀,腌渍待用。鲜莴笋择去叶子,剥去皮,洗净,切成 3～4 厘米长的小段,纵切成粗丝,盐少许腌渍,沥水待用。将鱼腥草、莴笋丝放盘内,加入酱油、香油、醋、姜、葱、蒜拌匀即可。

【功效】清热解毒,利湿排脓。适用于肺痈胸痛,浓痰腥臭;肺热咳嗽,痰黄黏稠等症状。

五、"东方咖啡"——大麦茶

大麦茶是中国、日本、韩国等地民间广泛流传的传统清凉饮料。禾本科植物大麦的成熟果实经发芽干燥后炒制成焦黄色，用热水冲泡后就成了我们常喝的具有浓郁香气的大麦茶。茶汤色棕黄，闻上去迷人的焦香似咖啡，喝起来是浓浓的麦香味，大麦茶以其独特的魅力赢得了"东方咖啡"的美誉。

在中国，大麦的功效古书中早有记载。《本草从新》中对大麦的评价是："甘咸微寒，补虚劣，壮血脉，益颜色，实五脏，益气调中，除热止泄，疗消渴，化谷食。"

在日本，大麦茶是生鱼片的最佳搭档，每次吃完生鱼片总会喝点大麦茶，除了清除口腔异味，大麦茶还具有独特的膳食纤维，使人轻松、健康，还不会带来多余热量和负担。

在韩国，由于地理位置和气候原因，韩国饮食多为烧烤、火锅等。这些食物不可避免地会给肠胃带来一些负担，大麦茶多用来搭配烧烤类食物，可解除油腻，令人食欲大开，因而成为最受韩国家庭欢迎的"大众茶"。

研究表明，大麦茶对胃癌术后化疗患者的营养状况和生活质量可有积极的影响。从术后第 5 天开始嘱咐患者以大麦茶代替温水饮用,化疗 4 个疗程后观察,总蛋白浓度和血红蛋白浓度均增高,营养状况得到一定程度改善。大麦茶在一定程度上缓解了术后化疗患者的疲倦、恶心呕吐、失眠、腹泻和便秘症状,整体生活质量得到了明显提高。

哺乳期妈妈需注意:大麦茶经过炒制、炭火烘焙等工序精制加工,在药理上属于炒麦芽,大剂量饮用有回乳的功效,小剂量的饮用能够催乳。哺乳期妈妈的饮食不能太随意,在哺乳期间饮食不当会影响母乳质量,严重的还会造成回乳。因此哺乳期妈妈还是需谨慎饮用,以免造成回乳的结果。

大麦茶不含茶碱、咖啡因、单宁等刺激性物质,既不影响睡眠,也不会使人亢奋。对许多神经衰弱、平时喜饮茶但又有失眠困扰的人来说,大麦茶无疑是一种最佳饮品,既可享受茶之甘香又有益身体,即使在睡前也可放心饮用。

大麦茶最好现泡现喝,空腹不宜饮用。购买大麦时要注意挑选颗粒饱满、表面淡黄色且有光泽、两头尖而中间鼓的大麦粒,此种大麦新鲜、营养含量最高。

六、降伏"鱼蟹"用茶方

大闸蟹味道鲜美,营养丰富,每 100 克约含蛋白质 17 克、脂肪 3 克,碳水 7 克,另含有多种微量维生素,如维生素 A、维生素 B₂、烟酸等。中医认为蟹肉有滋阴清热、活血养筋之功。

螃蟹虽好,但也不宜常吃多吃,部分人群更是需要谨慎食用。螃蟹为大寒之品,又是"发物",多吃易伤脾胃导致呕吐、腹泻、腹痛等胃肠道症状或导致过敏。虚寒体质孕妇、痛风急性发作期患者、伤寒感冒、脾胃虚寒、易过敏体质、胆道疾病患者等在食用螃蟹时更需要谨慎。

对大部分人来说,美食当前最抵挡不住的就是嘴馋,就算知道不宜多吃,也会控制不住自己。那么在食用螃蟹时有什么办法来预防可能出现的问题呢?

❶ 生姜:少许生姜与螃蟹同蒸,或在螃蟹蘸水中加入姜丝,是螃蟹最常规的烹饪方式与食用方法。生姜的加入可以矫嗅去腥,更有解表散寒、温中止呕的功效,且生姜可以治疗胃寒呕吐、鱼蟹中毒等。食用螃蟹时,配以生姜,再佐以少量黄酒、白酒,可有效制约螃蟹的寒性,预防食用后出现胃寒、胃痛等不适。

❷ 橙子:橙子味甘酸,性微凉。有生津止渴、开胃、止呕

之功效,用于食欲不振、胸腹胀满作痛、解酒、解鱼蟹毒。作为常见的水果,橙子可生食、榨汁等。因此在食用螃蟹时可配以鲜榨橙汁作为饮料。或者不嫌麻烦,可将螃蟹制成国宴名菜"蟹酿橙",好吃有营养又可预防不适情况的产生。

❸ **紫苏**:味辛,性温。发表散寒、理气宽中。常用于治疗风寒感冒、恶寒发热、咳嗽、胸腹胀满、胎动不安、鱼蟹中毒。因此,若贪食螃蟹引起胃肠道症状,可食用紫苏叶来调养。紫苏叶可代替生姜铺于蒸格和螃蟹同蒸,蒸出来的螃蟹会带有一丝紫苏的清香。紫苏亦可在食用螃蟹后泡水饮用或生食。

这里为大家推荐一则药茶方——姜茶乌梅饮,出自《世医得效方》,可用于各种饮食不洁所致的腹泻。生姜、乌梅肉、绿茶加水煎服。

需要提醒的是,在食用螃蟹前后 2 小时内,不宜同食柿子、梨、花生、泥鳅、甜瓜、冰淇淋、茶、啤酒等。上述食物与螃蟹同食多可加重胃肠道的损伤。

七、端午喝药酒

端午节是中华民族的传统节日之一，在此期间民间流传有很多习俗，除了熟知的吃粽子、划龙舟之外，各地还有挂艾草与菖蒲、佩戴香囊、饮艾叶酒及菖蒲酒等民间习俗。

那么端午怎么会和艾叶和菖蒲联系起来呢？这还得从端午的习俗说起，在早期的端午时期，人们会采药、蓄药来驱邪避毒，如《夏小正》载："此日蓄药，以蠲除毒气。"南北朝宗懔的《荆楚岁时记》记载："五月五日，竞采杂药，可治百病。"俗称"恶月"的五月有许多禁忌，艾草、菖蒲等草药初始是作避邪祛疾之用，后延伸出端午采草药制艾叶酒、菖蒲酒的习俗。

三千多年前人们就以"鲜艾入膳、陈艾入药"的说法，内服可以有温经止血、散寒止疼的功效，外用可以祛除湿气，止痒止疼。李时珍就来自盛产艾草的蕲州，他在《本草纲目》中写道："（艾叶）自成化以来，则以蕲州者为胜，用充方物，天下重之，谓之蕲艾。"自古以来，人们认为在农历五月五日后，艾叶已禀受大自然纯阳之气，此时采艾最佳。端午节前后老百姓体内的湿气都比较重，饮艾叶酒刚好有祛湿的功效。

菖蒲在一些地区也是端午佳节的"必备之物"，在过去农历五月又被称为"蒲月"。由于菖蒲的外形像一把宝剑,所以人们将它插于门口,寓意辟邪除难,称之为"蒲剑",如陶弘景所著《本草经集注》所载曰:"真菖蒲叶有脊,一如剑刃。"从中药药理学上来说,菖蒲中含有的挥发油具有中枢性镇静、抗惊厥的作用。菖蒲全株芳香,具有宁心安神、驱毒除瘟的作用,所泡制的药酒有开窍、祛痰、散风的功效。

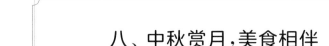

八、中秋赏月，美食相伴

中秋，对每个中国人来说并不陌生，这是一个合家团聚的日子，也被称为团圆节、仲秋节等。中秋节起源于古代对月亮的崇拜，古人认为月亮是有生命的，具有自己的意志力和神奇的能力，故而将月亮作为崇拜对象，祈求它的保佑和关照。

中秋节所涵盖的文化内涵是十分丰富的，渗透于日常生活中的方方面面。赏月、吃月饼、照月得子、摸秋等活动都会在这一天举行。而对"吃货"们来说，光有月饼哪够啊，只能算是餐前甜品。还有鸭肉、芋头、莲藕、大闸蟹等着各位"吃货"们去享用。但各位有没有发现以上所罗列的美食多少都跟药膳有关。

我们就先从鸭子说起。鸭肉性偏凉，有滋阴养胃、利水消肿的功效，中医认为一般体内有热、有火的人更适合吃鸭肉，特别适宜于低热、虚弱、食少便干、浮肿、盗汗、咽干口渴者。据现代研究发现鸭肉中的脂肪酸熔点低，易于消化，所含维生素 B 族和维生素 E 较其他肉类多，能有效抵抗脚气病、神经炎及其他多种炎症，还具有抗衰老的功效。

芋头的美味相信很多人都爱不释手，芋头中含有丰富的淀粉、蛋白质、膳食纤维、维生素、矿物质等成分。中医认为芋头味甘辛、平，性滑，生则有毒，入肠胃经，能补脾宽胃。据研究表明，芋头中的芋头多糖具有降压降脂、缓解衰老、增强人体免疫等作用。在云南当地还将芋头和泥鳅一起煮食，不仅味道鲜美，还有驱寒的功效。

莲藕不仅被美食家们频频点赞，也被不少文人墨客作为洁身自好的精神象征。莲藕性味甘、性凉，主要补给部位为中焦，具有益气力、养神的作用，可散瘀血、凉血止血、清热生津。莲藕熟用时微温，具有益血生肌、止泻、补益脾胃的功效。莲藕在块茎类食物中具有较高的含铁量，适用于缺铁性贫血患者。莲藕具有较低的含糖量，且食物纤维和维生素 C 含量较高，适用于糖尿病、便秘及肝病患者。

说到这是不是已经觉得可以开宴了？没有大闸蟹怎么行，肥美的大闸蟹也伴随着金秋的脚步步入人们的餐桌。但螃蟹好吃也不能多吃，多吃易伤脾胃导致呕吐、腹泻、腹痛等胃肠道症状或者过敏。虚寒体质孕妇、痛风急性发作期患者以及伤寒感冒、脾胃虚寒、易过敏体质、胆道疾病患者等在食用螃蟹时更需要谨慎。

各种美食摆上餐桌，并不只是为了吃，中国传统节日以崇尚团圆为主，团圆成为国人对节日的主流意识而被世代传承。中秋节便是这样一个承载着团圆意识的重大节日，从唐朝开始人们就将天上圆月与人间团圆联系起来。希望每位在外的游子，都能在中秋节回家吃上团圆饭。

九、止咳，药膳来缓解

很多人在病愈后会饱受咳嗽带来的困扰。《素问·五常政大论》云："大毒治病，十去其六；常毒治病，十去其七；小毒治病，十去其八；无毒治病，十去其九。谷肉果菜，食养尽之。无使过之，伤其正也。"从中我们可以看出古人在治病的时候也并不是一味地进行药物治疗，特别在使用一些"猛药"后，更讲究病后调理。时至今日，在康复阶段的患者同样可以吃一些"谷肉果菜"来缓解身体的一些症状，下面来介绍两道止咳药膳：

（一）白果全鸭

【食材】白果 200 克，猪油 500 克，鸭 1 只，胡椒粉、料酒、鸡油、鸡清汤、生姜、葱、食盐、花椒、淀粉适量。

【做法】白果去壳、皮膜、两头、芯，沸水氽去苦水，用猪油在锅内炸一下，捞出待用。鸭子洗净，剁去头、爪，用盐、胡椒粉、料酒将鸭身内外抹匀后放入盆内，加入生姜、葱、花椒，上笼蒸 1 小时取出。拣去生姜、葱、花椒，用刀从鸭背脊处切开，去净全身骨头、铺在碗内，齐碗口修圆，修下来的鸭肉切成白果大小的颗粒，与白果混匀放在鸭脯上。将原汁倒入碗中，加鸡清汤上蒸笼 30

分钟,至鸭肉酥烂,翻入盘中。向锅内掺入清汤,加入余下的料酒、盐、胡椒粉,用淀粉少许勾芡,放猪油少许,将白汁蘸在鸭肉上完成。

【功效】益肺补肾,消咳止喘。适用于骨蒸痨热、咳嗽、喘咳等症。

【讲解】白果素来有止咳定喘之效,为银杏科植物银杏的种子。能用于敛肺气、定喘嗽、止带浊、缩小便。常用于治疗哮喘、痰嗽、白浊、遗精、小便频数之症。而鸭肉又是常见的一种食材,其味甘、咸,性平,入胃、大肠经。能滋阴养胃、利水消肿,常用于阴虚发热、虚劳骨蒸、咳嗽、浮肿等症。二者搭配均能起到止咳之功效。

(二)鹌鹑宁嗽汤

【食材】鹌鹑1只,红糖、黄酒各适量。

【做法】将鹌鹑洗净,加红糖、黄酒同煮至肉熟。早晚空腹温热服食。

【功效】补五脏,止咳嗽。适用于咳嗽日久,气短乏力等症。

【讲解】鹌鹑自古以来便是膳食中的滋补之品,其味甘,性平,入脾、大肠经。具有益气健骨、止泻、止痢、止咳之效。常用于久病体弱、小儿疳积、脾虚泄泻、百日咳等症,配上性温补气活血的红糖,可以为老、弱、幼患者提供很好的膳食调理。

十、肉桂与桂皮，香料有本草

不知大家有没有遇到过这种情况，去市场购买肉桂时，店家指着标志为"桂皮"的香料说这就是"肉桂"。在这里要提醒大家，肉桂和桂皮不是一种东西，虽然二者来源于同一科属植物，但肉桂只能是樟科植物肉桂的干燥树皮，而能做桂皮的树就有很多，如樟科植物的天竺桂、阴香、川桂等，且市场上肉桂的价格远高于桂皮。

近现代以来，肉桂和桂皮混用逐渐从餐饮界蔓延到了中医药界。为了有所区别，中药界将肉桂和桂皮分为"药用桂皮"（肉桂）和"食用桂皮"（桂皮），或者将桂皮称作"阴香"。所以中医药类书籍中出现的桂皮一般指的是"肉桂"；而餐饮类书籍中的"桂皮"则是二者皆可。

从中医角度来说，二者功效大体相同，但因各有侧重则不可混用和替代。肉桂作为一味中药，具有温通经脉、散寒止痛、补火助阳的作用，用于治疗痛经、宫寒、阳痿、经闭等，也可以用作香料。桂皮则有收敛止泻、消肿、祛风散寒、温中止痛的作用，主要用于食欲不振、经闭、寒性胃腹痛等，较少作为药用，一般多作为香料使用。

肉桂和桂皮都具有浓郁的香味,鉴别关键点就在于"一嗅二尝":"一嗅",肉桂和桂皮都具有特殊的香气,肉桂的香气比较浓烈,桂皮的香气比较清新,这种香气能将肉桂和桂皮与其他伪品区分开;"二尝",尝味则是区分肉桂和桂皮的重点,肉桂甜而辛辣,桂皮则仅有辛辣,传统鉴别认为,越甜的肉桂药用效果就越好。

肉桂的质量取决于其挥发油的含量,但挥发油会在贮存过程中不断挥发而减少。因此,若短时间内能够用完,可以购买肉桂粉;而购买后需要贮存一段时间,则可以购买肉桂块。

十一、食珍馐——花胶鸡

随着新年的脚步越来越近，大街小巷间年味渐渐浓了起来，各大商场开始上架各种各样的年货。其中有一样年货近年红得发紫，那就是花胶鸡。

花胶鸡的食材组成只有三样：花胶、鲍鱼、鸡。

花胶，又叫鱼肚、鱼鳔。其性甘咸，平，无毒，入肾经。《本草纲目》记载花胶能补肾益精，滋养筋脉，能治疗肾虚滑精及产后风痉。花胶自古就是一味珍贵的食药两用之品，多为贡品，后慢慢进入平民百姓家中。花胶是冬令进补的佳品，富含大量优质蛋白，以甘氨酸、丙氨酸和谷氨酸为主，即"胶原蛋白"。根据研究表明，胶原蛋白具有很好的生理活性，如抗氧化、促进皮肤胶原代谢等。另外，花胶脂肪含量低，同时还富含多种矿物质及微量元素。

鲍鱼，与花胶同为"海八珍"，也是一味药食两用的滋补佳品，被誉为"餐桌黄金，海珍之冠"。其肉质细腻，鲜味十足。鲍鱼可谓一身都是宝，其肉性平，味甘、咸，可明目补虚、清热滋阴、养血益胃、补肝肾，故有"明目鱼"之称。其壳性平，味咸，又称石决明，有平肝潜阳、除热明目之功，可通五淋，愈疡疽。《黄帝内经》记载内服鲍鱼汁可治血枯。鲍鱼含有大量优质蛋白、氨基酸，其含量远高于一般贝类，同时含有多种维生素和微量元素。

鸡，营养价值就不用多说了，是平价养生滋补优品。其味甘，性微温，能温中补脾，益气养血，补肾益精。鸡肉中的营养元素多样且易吸收消化，是国人膳食结构中脂肪和磷脂的主要来源之一，是一种优质的食疗之品。

综上所述，花胶鸡通过最简单的三种食材炖煮，发挥着巨大的营养价值。对自己厨艺有信心的小伙伴可以自己制作，还可以另加海参、虫草花等，再撒上一把黑、白胡椒，真是滋味无穷。

花胶鸡虽然营养价值高，但也不能滥吃、乱吃。其味厚滋腻，胃纳呆、痰多、舌苔厚腻、感冒、痰湿盛者均不宜使用。另外小朋友脾胃虚弱也不宜食用。

十二、小儿防感冒饮品——姜汁牛奶

春秋二季是感冒高发季节，中药预防虽好，但小儿的依从性较差，如何利用身边的食材制作简单又美味的饮品增强小儿体质，抵御病邪侵袭呢？下面来介绍一款已故儿科专家孟仲法先生医著中的保健饮品——姜汁牛奶。这款饮品主要针对体弱易于感冒的小儿，且成人也适宜饮用。

鲜牛奶250毫升、生姜汁10毫升、丁香2粒，混合后加热即可。姜汁牛奶原方出自孙思邈的《千金方》，有"益胃，降逆，止呕"作用。孟仲法先生在原方基础上增加丁香2粒，量少但使整张方剂更趋于平和，既增加风味又益于健脾，更适合小儿服用。牛奶性味甘平，补虚损，益肺胃，生津润肠。生姜性味辛温，有解表散寒、温胃止吐、化痰止咳等功效，为芳香性辛辣健胃剂，因善能止呕亦被誉为"呕家圣药"。丁香性味辛温，可温中降逆，补肾助阳。

本方要点在于生姜汁与丁香的加入。牛奶虽性味甘平，但易至腹泻，所以脾胃虚寒作泻、中有痰湿积饮者慎服。而生姜、丁香都为辛温品，生姜以发散解表为主，丁香以温中补中为要，二者联用能减缓牛奶的副作用，又能增强牛奶的补中健脾的能力。这款饮品除了增强小儿体质外，还对小儿吐乳亦有帮助。此外，妊娠呕吐不能进食者、普通脾胃虚寒者也能食用，可谓老少咸宜。

十三、天麻与药膳

说到天麻，相信很多老百姓都会有所耳闻，上了年纪的阿姨们可能平时炖鸡、烧汤时都会加点天麻。但如果问她们为什么要吃天麻，答案可能就千变万化了。有的说治疗头晕，有的说治疗高血压，也有的说可以补身子。那天麻到底有什么用，又该如何使用呢？

在宋代以前天麻并不叫天麻，而是叫赤箭。到了宋代，这两个名字开始发生混乱，《开宝本草》中将赤箭、天麻分为两条目，但根据其所描述的天麻植物形态来看，这种天麻显然与赤箭一样。文曰："叶如芍药而小，当中抽一茎，直上如箭杆。茎端结实，状若续随子。……其根连一二十枚，犹如天门冬之类。形如黄瓜，亦如芦菔，大小不定。"在沈括的《梦溪笔谈》中指出："赤箭，即今之天麻也。后人既误出天麻一条，遂指赤箭别为一物。既无此物，不得已又取天麻苗为之，滋为不然。"但真正使用"天麻"一名的是《本草纲目》，书中将赤箭、天麻并为一物，与前沈括观点一致，根茎皆药用，自此开始统一沿用天麻一名。

通过以上描述可知天麻即赤箭，而赤箭最早可追溯至《神农本草经》，被列为上品。其功效描述为："久服益气力，长阴，肥健,轻身增年。"后世陶弘景注释道:"按此草亦是芝类,……有风不动,无风自摇,如此亦非俗所见。"可见在两千年前,人们对天麻的补益作用已经有了初步认识,甚至附上一定的神秘色彩。到了唐代,补益品中也有天麻的身影且以诗歌方式加以描述,如白居易在《斋居》中云:"香火多相对,荤腥久不尝。黄耆数匙粥,赤箭一瓯汤。厚俸将何用?闲居不可忘。明年官满后,拟买雪堆庄。"但在古代本草书籍,特别是些较为出名的药食两用书籍中对天麻的使用几乎不提,如《千金要方·食治篇》《食疗本草》均未出现天麻或赤箭。元代的《饮膳正要》,明代的《救荒本草》及《食物本草》,清代的《随息居饮食谱》等亦未收载。只有在清代的《食鉴本草》中描述"延寿丹方"的加减方中称有麻木或头晕者可加入天麻。目前临床上天麻仍属于比较常用的药材,2020年版的《中国药典》记载天麻味甘,性平,归肝经,能息风止痉,平抑肝阳,祛风通络,用于小儿惊风、癫痫抽搐、破伤风、头痛眩晕等症。

　　天麻在云贵地区十分常见,从20世纪50年代开始我国科研工作者就开展了人工种植的探索。其中,徐锦堂在湖北利川、恩施和陕西汉中,周铉在云南昭通彝良开展天麻人工栽培,并先后获得成功,促进了云南昭通、贵州大方、安徽大别山区、湖北宜昌、陕西汉中等天麻主产区的形成,使得天麻在药膳中得以大量应用。下面为大家介绍三道天麻药膳:

(一)天麻炖甲鱼

【食材】甲鱼1只,天麻15克,调料适量。

【做法】甲鱼宰杀,沸水稍烫后刮去泥膜,挖净体内黄油,腹盖向上置器中,天麻、葱、姜覆盖其上,加黄酒适量,加盖后隔水炖 1.5～2 小时。食用时可蘸麻油或随喜好调制的蒜泥调料等。

【功效】滋养肝肾,平肝潜阳,活血散瘀。适用于高血压、肝炎患者。

(二)天麻陈皮炖猪脑

【食材】天麻 10 克,陈皮 10 克,猪脑 1 个。

【做法】食材共置器内,加清水适量,隔水炖熟服食。

【功效】化痰降逆,平肝潜阳。适用于痰浊中阻、眩晕头重、头痛昏蒙、困倦多寐等症。

(三)天麻钩藤汤冲藕粉

【食材】天麻 9 克,钩藤 12 克,石决明 15 克,藕粉 20 克,白糖适量。

【做法】天麻、钩藤、石决明布包煎水去渣,趁热冲熟藕粉,白糖调味。顿服,日 1 剂,连服 4～5 剂。

【功效】平肝潜阳,滋肾养肝。适用于梅尼埃病证属肝风眩晕者。

十四、蜜枣茶之养生

大家看着"蜜枣"的名字是否会想当然的认为是用蜂蜜加工的枣呢？其实蜜枣是红枣用糖加工而成的，与蜂蜜没有一点关系。枣在我国已经有四千多年的培育史了，《诗经》中就有记载。我国现存第一部本草专著《神农本草经》中记载大枣的功效："主心腹邪气，安中养脾，助十二经。平胃气，通九窍，补少气、少津液，身中不足，大惊，四肢重，和百药。久服轻身长年。"现代药典记载大枣甘、温；归脾、胃经，具补中益气，养血安神的作用。中医四大经典之一的《伤寒论》中，载有大枣的方剂就有40余首，所以历代国人把枣列为养生的上品。枣和糖共煮后干燥成为"蜜枣"，因甘味的增加在功效上就偏于补脾，且降低了久服滋腻的副作用。

俗语说："一日三颗枣，终身不显老。"这里的枣是指普通的干红枣，对蜜枣来讲就不适合了。蜜枣的重糖特性使它的服用方法显得特别重要，如果干吃3颗蜜枣的话，会造成短时内糖分摄入太多致使血糖升高或超标，这种吃法对健康是不利的。

从用量来说，依照《中国居民膳食指南》推荐，成年人每天摄入添加糖的量在40克以下。普通大小的蜜枣每颗大约在15～

20 克左右,所以就无须太担心糖摄入过量。日常生活中,可用水泡饮,直到水无味后再将蜜枣吃掉。这种方式一方面充分吸收了蜜枣的营养成分,另一方面也将蜜枣内糖分的摄入分摊到了 12 小时以上,不会对人体造成太大负担。天气炎热的时候服用单味蜜枣,可起到益肺、健胃、补血的作用,而且补而不腻。天气寒凉的时候可服用蜜枣和桂圆,二者合用可增强补益脾肺的作用,又具养血安神的功效。

十五、古今豆腐说

　　豆腐对大家来说都不陌生，一块小小的豆腐蕴含了许多内容。从文化上来说，豆腐最早由中国发明，在唐代时传入日本，是中日交流史上的一段佳话。在餐桌上，豆腐更有说不完的故事，可口香甜的豆腐佳肴更是数不胜数。就是这么一块小小的豆腐，和治病救人的中药也有千丝万缕的联系。

　　在古代，豆又被称为"菽"，是重要的粮食作物，利用大豆作为原料从而制作成豆腐。豆腐是何时出现的，一直以来都存在争议。有的说在孔子时代就有，如清代汪伋所著的《事物会原》记载："腐乃豆之魂，故称鬼食，孔子不食。"也有说起源于汉代，如宋代学者朱熹所言："种豆豆苗稀，力竭心已腐。早知淮王术，安坐获泉布。"说的就是豆腐之术出自汉代淮南王刘安。在《本草纲目》中，李时珍也认为豆腐之法始于淮南王刘安。但也有学者认为豆腐最早出现于五代，其观点认为《淮南子》《齐名要术》等汉唐文献中均无关于豆腐始于淮南王刘安的记载。而最早出现有关豆腐的文献是在五代时期陶谷所著的《清异录》中，文曰："时戢为青阳丞，洁已勤民，肉味不给，日市豆腐数个，邑人呼豆腐为小宰羊。"随着我国考古工作的进展，这一问题有了新突破。

在 1959—1960 年,考古队在河南密县打虎亭发现了两座汉墓,在墓的画像石上就有关于生产豆腐的场面。因此,豆腐的起源时间被确定在了汉代。

我国近代大豆专家李煜赢曾说过:"中国之豆腐为食品之极良者,其性滋补,其价廉,其制造之法纯本乎科学。"而最早记载关于豆腐制作法是在北宋的本草书籍《本草衍义》一书中,其文曰:"生大豆……又可硙(磨)为腐,食之。"明代的《本草纲目》将有关豆腐的信息都做了较为详细的记载,包括选豆原料、制作工艺、豆腐的功效作用等。文曰:"凡黑豆、黄豆及白豆、泥豆、豌豆、绿豆之类皆可为之。水浸硙碎,滤去滓,煎成,以盐卤汁或山矾叶或酸浆、醋淀就釜收之。又有入缸内,以石膏末收者。"从今天的角度来看,大豆依旧是做豆腐的理想原料,虽然各种豆皆可做豆腐,但不同品种其蛋白质含量各有高低,如豌豆和绿豆的蛋白质含量只有大豆的 20%～24%。此外,李时珍也为我们提供了石膏点豆腐的文献证据。

豆腐除了作为日常佳肴外,还能治病。民间素有"金秋豆腐似人参"之说。在古代医药书籍中关于豆腐的功效记载也十分常见,如《随息居饮食谱》载:"豆腐清热,润燥,生津,解毒,补中,宽肠,降浊。"《本草求真》云:"治胃火冲击,内热郁蒸,症见消渴、胀满。并治赤眼肿痛。"现代研究发现豆腐的营养价值极高,含有铁、镁、钾、叶酸、维生素 B_1 和维生素 B_6 等。且豆腐不含胆固醇,是高血压、高脂血症、动脉硬化、冠心病患者的药膳佳品。但事物均有两面性,豆腐也不例外,过量食用豆腐就会出现损害身体的现象。正常情况下,人吃进体内的植物蛋白质经过代谢后大部分会成为含氮废物,由肾脏排出体外。但如果肾脏排泄能力有问题的人摄入过多植物性蛋白就会使体内生成的含氨废物增多,加重肾脏负担,会使肾功能进一步衰退。由于豆腐的原料为大豆,大豆中也含有一些有害物质,如胰蛋白酶抑制素、皂角素等,过量食用易致腹胀和消化不良。

豆腐不仅在国内赞誉有加,在其他国家也同样受到追捧。日本江户时代出版的《料理物语》中就有 13 种豆腐制法,奈良的"祇园豆腐"也是远近闻名。从四川传去的"麻婆豆腐"在日本的一些动漫影视、综艺节目中也都有不少的出镜率,一度成为日本人心中最受欢迎的"中国料理"。1873 年在奥地利首都维也纳举办的万国博览会上,中国的豆腐受到了各国人士的称赞,也由此传入西方国家。

第五章 专家为您解疑惑

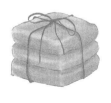

一、人参和萝卜是真冤家吗？

人参在我国悠久传统医学史上有着举足轻重的地位，最早在《神农本草经》中就有记载，其文曰："人参：一名人衔，一名鬼盖。味甘微寒。生山谷。补五脏，安精神，定魂魄，止惊悸，除邪气，明目，开心益智。久服轻身延年。"人参作为常用的养身补气药，深受老百姓的欢迎。在吃人参的过程中，人们往往会下意识地避免食用萝卜或与萝卜相关的东西，比如莱菔子（萝卜籽）、萝卜叶等。至于为什么，多是人云亦云，或者认为萝卜通气，人参补气，二者功效相反，同食会减弱人参补气的效果。那么事实真的如此吗？吃萝卜类的东西真的会导致人参的补气效果被减弱吗？让我们以莱菔子（萝卜籽）为例，通过古籍及现代研究结果来探一探究竟。

古时的本草专著，如《神农本草经》《名医别录》《新修本草》《本草纲目》等，并未写到人参与莱菔子不能同时服用。在《本草新编》一书中还建议二者合用："人参得萝卜子，其功更补。盖人参补气，骤服气必难受，非止喘胀之症也，然得萝卜子，以行其补中之利气，则气平而易受。是萝卜子平气之有余，非损气之不足，实制人参以平其气，非制人参以伤其气也。世人动谓萝卜子解人参,误也。"意思是人参配上莱菔子之后不仅不会损害人参的补益效果,反而可以制约人参以防补气太过。人参可以补气,但当人参补益太过就容易导致气滞,此时就需要配上莱菔子来制约,二者合用反而会相得益彰。《医学衷中参西录》的作者张锡纯对莱菔子也有一番见解,文曰:"究之无论或生或炒,皆能顺气开郁,消胀除满,此乃化气之品,非破气之品,而医者多谓其能破气,不宜多服、久服,殊非确当之论。……若用以除满开郁,而以参、耆、术诸药佐之,虽多服、久服,亦何至伤气分乎?"他认为莱菔子主化气而非破气之药,完全可以配伍人参、黄芪、白术之类的补气药。

但人参与莱菔子相恶就完全没有道理吗?现代药理研究发现,人参加莱菔子组发现对小鼠的抗疲劳作用不如人参组,表明莱菔子对人参的抗疲劳作用有拮抗效应。说明莱菔子确实可以降低人参补气的作用。也说明莱菔子确有拮抗人参补虚作用之嫌,这在一定程度上也验证了萝卜会泻人参补气的说法。

二、巴西松子是巴西产的吗？

随着世界各国人民的来往日益便捷，各国的土特产也纷纷进入我国，这当中有不少产品会让人产生误会，如巴西松子就会被人误解成是产于南美洲巴西的松子。

巴西松子其实是松科松属植物西藏白皮松的果实。它并不产于南美洲的巴西，而是产自阿富汗、巴基斯坦、印度西北部和中国西藏等地。不过值得注意的是，在南美洲的巴西也的确有种树，这种树的英文名叫"Brazilian pine"，直译过来也叫"巴西松"，但与西藏白皮松完全是不同科属的不同植物，二者不可混淆。

巴西松子具有特殊的香、松、酥的口味，种皮极薄，营养成分丰富，十分受国人喜爱。其最重要的用途在于其可食用的油量丰富的种子。松仁中约含 50% 的脂肪，30% 的蛋白质，10% 的碳水化合物，4% 的灰分和 6% 的水分。它的油质非常好，是丰富的脂肪酸来源，如硬脂酸（0.3%）、亚油酸（51.3%）、亚麻酸（1.5%）、油酸（39.7%）等。从松仁里获取的油可抹在伤口或溃疡上，也可用于治疗头部疾病。

除了巴西松子外，我国的东北松子同样广受欢迎。东北松子是松科松属植物,在我国东北地区处自然分布的中心地带,主要分布于长白山及张广才岭、老爷岭、完达山和小兴安岭。一般野生红松需生长 50 年才开始结籽,成熟期约 2 年,因此极为珍贵。红松松仁除含有丰富的松仁油外,其蛋白含量在 13％～20％,且构成松仁蛋白的氨基酸种类齐全,必需氨基酸的含量占氨基酸总量的 25％,属于优质植物蛋白。其微量元素对激活酶的活性、促进蛋白质合成、抗衰老、抗缺氧、抗辐射、增强体力、提高耐力、消除疲劳、增强人体免疫功能等都有很好的促进作用。

我国对松子的喜爱和研究自古就有,甚至写进了古代的一些药学书籍和道家养生书籍中。在古代,松子又被称为"松实"。如宋代的《太平圣惠方》记载:"绝谷升仙不食法:取松实捣为膏,酒调下三钱,日三,则不饥渴。饮水,勿食他物,百日身轻,日行五百里。"又如《本草图经》记载曰:"(松)其实及根白皮,古亦有服食法,但今松实多作果品,余不闻堪入药。"这些著作都表明了松子在古人心中也是一味养生之品。

中医认为松子性温,味甘,有养阴润肠的作用。宋代的《开宝本草》记载松子曰:"主骨节风,头眩,去死肌,变白,散水气,润五脏,不饥。"明代的李时珍则认为松子具有"润肺,治燥结咳嗽。"清代名医王孟英更是称之为"果中仙品"。从各种文献记载来看,常吃点松子不是什么坏事。至于到底是吃巴西松子还是东北松子,笔者也为大家查到了一些文献,可供大家参考。

有关实验对巴西松子和东北松子中 30 种元素的含量进行了测定,由实验数据得出两个品种松子的元素含量差别主要是在微量元素上,东北松子中微量元素含量普遍高于巴西松子。微量元素对维持机体正常运转起着重要作用,因此,如果追求微量元素更高,可以选择东北松子;如果追求口感和香味,可以购买巴西松子。

三、古代太子参就是太子参吗？

太子参相信很多人都听过，甚至吃过。但关于太子参的用法可谓众说纷纭。有人觉得太子参是专门给小朋友们吃的，也有人觉得太子参是用来治疗夜间盗汗的，还有人觉得太子参是凉性不能多吃。今天就带大家一起了解下这味中药。

太子参又叫"孩儿参""童参"。在《中国药典》（2020年版）中太子参为石竹科植物孩儿参的干燥块根，具有益气健脾、生津润肺的作用。临床多用于脾虚体倦、食欲不振、病后虚弱、气阴不足、自汗口渴、肺燥干咳等症状。太子参常与北沙参、白扁豆、山药等同用治疗肺燥干咳，也是临床比较常用的一味药材。但你知道吗？我们今天所说的太子参作为药用的历史并不长。

如果仅以"太子参"之名去寻找文献，那么清代的《本草从新》就有"太子参"的记载，此名附于人参条目里，与参条、参须、参芦、参叶同属一类。但对"太子参"的性状描述十分模糊。因此，笔者认为此处的太子参认定为今日石竹科植物孩儿参的块根是有疑问的。

在《饮片新参》中记载了太子参和孩儿参两味药材，其中太子参归于人参条中，孩儿参则单独列为一条。这与今日太子参就是孩儿参的观点显然不同。孩儿参在《饮片新参》里又叫"小人参"，其形色淡黄，质软，条细，性味甘润、微苦、平，功能补脾肺元气、止汗生津、定虚悸，实症及湿热者忌用。

《金世元中药材传统鉴别经验》中，明确记载当今所用太子参原为江苏民间草药，与清代《本草从新》《本草纲目拾遗》记载的太子参不同。据考证，太子参已有百年的栽培历史，传统产区有山东、安徽、江苏、福建等。江苏句容为太子参药材的道地产区。福建柘荣 1967 年从杭州玲珑山引种太子参，于 1972 年开始大面积种植。贵州施秉于 1993 年从福建柘荣引种太子参，并形成一定种植规模，现今的年产量占全国总产量的近三分之一。太子参的栽培主产区呈现从北到南变迁的趋势，形成了安徽宣州、福建柘荣、贵州施秉三大主产区。均以身干、条长粗肥、质坚、无须根、黄白色为佳。

综上所述，太子参的药用历史并不如传统的人参那么悠久，但从现代研究来看，依旧属于一味比较热门的药材。它具有增强机体免疫功能、抗应激、抗疲劳、改善学习记忆、抗衰老、降血糖、降血脂、止咳、祛痰、抗菌、抗病毒、抗炎等多种药理作用。虽然，太子参具有如此众多的补益功效，但"是药三分毒"，中药治病往往是靠药物的药性来治疗的，药性过了就会打乱人体正常的阴阳平衡，从而导致生病。

四、片仔癀真的有那么神奇吗？

说起片仔癀相信大家并不陌生，有一段时间由于其高昂的价格使这款百年老药再次上了"热搜"。那你可知道这款老药是如何走过这百年之路，又到底值不值这高昂的身价呢？今天带您一起回顾下片仔癀的故事。

片仔癀是由地处闽南金三角的传统中成药生产企业——漳州片仔癀药业（今漳州片仔癀药业股份有限公司）生产，其历史可追溯至明代。相传在明朝末年，有位宫廷御医，因不满当时朝廷政策，携秘方出逃流落至福建漳州，并隐居璞山岩寺削发为僧。在当时，闽南又被称为"蛮夷之地"，且当地瘟疫、疟疾流行。御医出身的寺僧就根据所带的宫廷秘方，采用麝香、牛黄、田七、蛇胆等名贵中药材炼制成了一款药。在当地"癀"是指热、毒、肿痛等各种炎症，又由于在使用此药的时候常切成片状（闽南语叫"片仔"），且只用一片即可退癀。因此，此药在当时就被人们称为"片仔癀"，可专治热毒肿痛，其疗效显著内服外敷均可，极受当地百姓欢迎。

由于其独特的疗效倍受民间推崇，因此在旧时闽南片仔癀也被奉为"镇宅之宝"，且形成了当地人在拜访长辈亲戚时送片仔癀的习俗。这种习俗随着福建先民"下南洋",也走向了 30 多个国家和地区。使片仔癀一跃成为享誉海内外的知名中药代表,有着"中华神药"的美称,同时也被誉为海上丝绸之路的"中国符号"。更有流传着"有华人的地方就有片仔癀"的说法。时至今日,当年的宫廷秘方、"中华神药"片仔癀也肩负着我国的外交使命,曾被作为"国礼"馈赠国际友人。在 1972 年中日恢复邦交时,片仔癀就被选为"国礼",送给了当时的日本首相田中角荣,同时引发了当时日本民众对片仔癀的狂热追求。甚至前往我国香港地区购买,在香港出现了排队抢购片仔癀的轰动场面。

在现代临床中,片仔癀同样大放异彩,1988 年上海及其相邻省市暴发急性甲型肝炎,片仔癀因疗效快、治愈率高而一药难求。2014 年,国家中医药管理局发布的《中医药治疗埃博拉出血热专家指导意见(第一版)》将片仔癀列为推荐使用中成药;2014 年,国家卫生和计划生育委员会发布的《登革热诊疗指南(2014 年第 2 版)》将片仔癀列为推荐使用中成药;2015 年,国家药监局印发的《中药新药治疗恶性肿瘤临床研究技术指导原则》的概述中将片仔癀列为治疗肿瘤的经典方药。近年来,片仔癀在海内外拥有越来越高的知名度,甚至被誉为"中国特效抗生素",在印度尼西亚常被用于治疗手术后伤口愈合及热血病(登革热);在日本常被用于保肝治肝;在泰国则常被用于治疗肿瘤等疾病。

无论是何种药物,疗效才是硬道理。片仔癀如果没有过硬的质量和显著的功效,同样会被时代所淘汰。在我国,目前仅有两家名贵中成药被列入中药绝密品种,即漳州片仔癀和云南白药。迄今为止,国家只允许公开其中的四种主要成分,即麝香、牛黄、田七和蛇胆。但对片仔癀的药理研究和临床研究则一直在进行。据研究表明,片仔癀具有抑制癌细胞增殖、诱导癌细胞凋亡、提高患者的生活质量,起到抗肿瘤作用;能改善非酒精性脂肪肝的肝功能,降血脂,对四氯化碳引起的肝损伤有显著的保护作用,起到对肝的保护作用;具有解热抗炎作用;具有脑保护作用;具有促进乙醇代谢作用。因此,片仔癀在临床上主要用于治疗肝癌、结肠癌、肝炎等疾病。

　　既然片仔癀具有如此多的优秀功效,是否值得大家去买呢?笔者认为没必要,因为它是药,不是保健品更不是药食两用的中药。由于片仔癀中含有天然麝香,那么对孕妇来说就是一剂"毒药"。其次,由于商业广告的狂轰滥炸以及"人传人"的夸大疗效,片仔癀蒙上了一层迷信色彩,变成包治百病的"神药",这违背了中医药的治病理念。作为中成药的片仔癀应该在中医的辨证论治体系下进行服用,断不能随意使用。此外,由于片仔癀属于复方制剂,成分复杂和作用多等方面的特点,要明确其具体的药理活性成分、临床药效、作用机制、不良反应等机制,还需要我们做更多的科学研究。

五、病毒的克星真的是板蓝根吗？

板蓝根为十字花科植物菘蓝的干燥根，均为栽培，药材名又叫"菘蓝"或"北板蓝根"。但在南方部分地区也有将爵床科植物马蓝的根及根茎作为板蓝根使用，有栽培或野生，药材名又叫"马蓝"或"南板蓝根"。其中菘蓝的叶又叫大青叶；菘蓝的茎叶或马蓝的茎叶经加工制得粉末或团块叫青黛。

板蓝根作为药材在《神农本草经》中就有记载，不过当时又叫"蓝实"。后世陶弘景说这种植物可以用来染色，在《本草纲目》中李时珍记载了五种"蓝"，其中有"菘蓝，叶如白菘"，所说的应该就是北板蓝根，而"马蓝，叶如苦荬，即郭璞所谓大叶冬蓝，俗中所谓板蓝根者"当为今日的南板蓝根。

在过去板蓝根用量其实并不大，种植地区也比较少，主要在江苏、安徽、河北一带。其主要功效为清热解毒、凉血利咽，用于瘟疫时毒、发热咽痛、温毒发斑等病。随着现代临床研究发现板蓝根具有抗菌、抗病毒的作用，可预防和治疗流行性感冒、流行性脑膜炎、乙型脑炎、肺炎、腮腺炎等病症。于是在现代药理作用和传统药用作用的认识下开发了很多含有板蓝根的中成药，如板蓝根颗粒、抗病毒颗粒、清热解毒口服液等。

板蓝根具有如此众多的疗效，那板蓝根真的是所有人都适合服用吗？其实未必。首先，板蓝根是一味中药饮片，其味苦，性寒，也就意味着脾胃虚寒者是不宜使用的。其次，苦寒之品能清热解毒，那无实火热毒者是需要慎用的，通俗地讲就是，体虚怕冷、素体阳气不足的人就要适当使用板蓝根了。

　　但如果是板蓝根颗粒或抗病毒颗粒等中成药，那么就需要根据这些中成药的说明书来服用并了解它们的使用禁忌和注意事项。比如板蓝根颗粒，其成分为板蓝根，辅料为糊精、蔗糖。在注意事项中就有一条为"糖尿病患者及有高血压、心脏病、肝病、肾病等慢性病严重者应在医师指导下服用"。儿童、孕妇、哺乳期妇女、年老体弱、脾虚便溏者也需要医师的指导下使用这些中成药。

六、槟榔加烟，真的"法力无边"吗？

　　吃药是我们平时生病的时候最常见的一种治疗方式，每个人都希望药物能够快速地治愈自己生病的身体。可是"药"在古时候也被称为"毒"，且有"是药三分毒"之说。今天我们就来聊聊槟榔的那些是是非非。

　　槟榔作为南方地区常用的药材，其味苦、辛，温，归胃和大肠经，能杀虫消积、降气、行水、截疟，常常用于绦虫、蛔虫、姜片虫导致的虫积腹痛，以及积滞泻痢、里急后重、水肿脚气、疟疾等。而且根据炮制不同，生品长于驱虫行水；焦用长于消食导滞。不难发现，临床所用的槟榔并没有毒性一说，而且翻阅古籍可发现槟榔基本被标为无毒或小毒。那槟榔致癌一说是谣言吗？

　　首先，我们先要弄清楚槟榔致癌一说是怎么来的。在东南亚地区、南太平洋地区、南非地区以及中国台湾地区和湖南省有嚼食槟榔的习惯，甚至有"槟榔加烟，法力无边"的说法。这些地区的口腔癌发病率也远远高于其他地区。2003年世界卫生组织对各地区食用槟榔进行调查和研究，通过收集上百篇槟榔研究报告，并邀请16位专家研讨后，正式认定槟榔为一级致癌物。那是我们祖先对槟榔这味药材理解有误吗？其实并不是。要弄清这个问题，我们得从槟榔如何致癌说起。

首先，现代药理研究表明，槟榔中含有丰富的天然活性物质，生物碱含量较高，槟榔碱是体现槟榔生物活性的重要化合物，同时也是具有致癌性的成分。此外，槟榔还有槟榔次碱、鞣质、脂肪油等成分。人们在嚼食槟榔时人体口腔内的 pH 值升高，导致口腔黏膜上的蛋白质发生改变，从而引起口腔黏膜纤维性变，也是癌病的前兆。其次，在食用槟榔时通常将槟榔置于颊部，所以容易导致颊部和舌部的黏膜病变。在这双重因素的推动下导致了口腔黏膜由慢性炎症到癌前病变，最终导致口腔癌的发生。

中药中所使用的槟榔饮片在临床上应用广泛，却鲜有导致不良反应的报道。这是因为药用的槟榔会经过炮制减毒和配伍减毒，也不会长时间的给患者使用。而且，槟榔饮片多数会经过一个水煎的过程，在这个过程中，药用槟榔中的生物碱随煎煮时间的延长而降低，且煎煮比烘烤对其影响更大。煮沸 30 分钟后生物碱损失率高达 80%，且槟榔碱与槟榔次碱具有挥发性，易随水蒸气挥发。带槟榔的方剂多数又是汤剂，也不会有嚼食的过程，因此也降低了口腔癌的发病率。

所以槟榔能致癌吗？答案是能。但一定要分清楚怎么用，目前十分明确的是咀嚼槟榔能导致口腔癌的发生。而且，研究者们还发现嚼槟榔与饮酒存在相加交互作用，患口腔癌的发病风险更高。如果在嚼食槟榔的同时还吸烟、饮酒，会使口腔癌患病概率增加百倍以上。因此，朋友们，千万别再信"槟榔加烟，法力无边"这种没有依据的话了。

七、蟑螂也能入药吗？

　　平凡的日常生活中,总会有一些小昆虫出入我们的生活,给平淡的日子带来一些"惊奇"。这些小生灵们有的可爱,有的活泼,有的古老,还有的让人看了就会觉得"毛骨悚然"。今天我们要说的主角便是一种既活泼又古老又让人觉得"毛骨悚然"的昆虫——蟑螂。

　　蟑螂俗称"小强",它基本占据了地球的每个角落,曾有生物学家根据蟑螂的生态习性下了一个定论:如果有一天地球上发生了全球核大战,在影响区内的所有生物包括人类和鱼类等都会死亡,只有蟑螂会继续它们的生活! 根据蟑螂化石显示,原始蟑螂约在上亿年前的志留纪就出现于地球上。这些化石是从煤炭和琥珀中发现,而且体型大小与家里橱柜中的蟑螂并没有多大的差别。

　　蟑螂顽强的生命力被人们发现后,在实践过程中将其入药。对! 你没看出,蟑螂是可以入药的。而且,入药的历史十分悠久,在2 000多年前《神农本草经》中就有它的记载,不过那时并非叫蟑螂,而是叫"蜚蠊",据记载,蟑螂性味咸,寒,有毒,能治疗血瘀、喉咽痹等症状。其文曰:"蜚蠊味咸,寒,有毒。治血瘀症坚,寒热,破积聚,喉咽痹,内寒无子。生川泽及人家屋间。"明代的《本草纲目》记载"䗪蟰"具有多种叫法,如"负盘""滑虫""茶婆虫""夜行""香娘子"等等。主要能通利血脉,下气。

在现代科学的研究下,蟑螂的药用价值更是进一步被开发出来。但世界上的蟑螂种类有上万种,仅我国有记录可查的就有2000多种。因此,选用正确的蟑螂种类也十分关键,一般以䗪蟰科美洲大蠊作为基源研究。这种美洲大蠊在我们日常生活中也经常会见到,那种会飞且体积偏大的蟑螂就是美洲大蠊。但您可千万别随便抓了就当作药材使用,从蟑螂到药材这中间还需要很长的一段路要走。

此外,蟑螂还具有抗肿瘤、保肝、促进组织修复、增强机体免疫力、抗菌、抗病毒、抗氧化等众多药理作用。根据其众多的功效以及药理研究,李树楠先生经过多年的研究和实验,开发了康复新液。其成分就是美洲大蠊干燥虫体提取物,能通利血脉、养阴生肌,内服用于瘀血阻滞,胃痛出血,胃、十二指肠溃疡;也可用于阴虚肺痨、肺结核的辅助治疗,并且可以外用于外伤、溃疡、瘘管、烧伤、烫伤、褥疮的创面。

八、水蛭也是一味药吗？

在广袤的农田里有一种吸食人血的动物——水蛭。这种动物让人又爱又恨。对辛勤劳作在农田里的农民来说，水蛭就是他们的"吸血鬼"；对心脑血管疾病的患者来说，水蛭又是具有很高药用价值的药物。水蛭俗称蚂蟥，是咽蛭目水蛭科动物。在《神农本草经》中就有它的记载。水蛭在以往用量较少，近年来研制开发心脑血管疾病的中成药"脑血康""脑心通""通心络"等均配伍水蛭，致使水蛭用量猛增。那水蛭到底有何神奇的疗效呢？

据《神农本草经》记载，水蛭味咸，平，有毒，主逐恶血，瘀血，月闭，破血症，积聚，无子，利水道。汉代张仲景利用水蛭的逐血、破血症等功效与虻虫、桃仁、大黄一起配伍组成抵挡丸，用来治疗太阳蓄血症、血积膀胱、女子宫内淤血成块、膀胱内有血等症状。近代的张锡纯认为凡破血之药，多伤气分，唯水蛭味咸专入血分，于气分丝毫无损。且服后腹不疼，并不觉开破，而瘀血默消于无形，真良药也。

水蛭不仅可以内服，还可以外用。在唐代的《本草拾遗》中就有其外用的记载，文曰："人患赤白游疹及痈肿毒肿，取十余枚令啖病处,取皮皱肉白,无不差也。"不仅中国古代,古代欧洲的名医几乎都用水蛭治过病。可由于水蛭的身价很高,只有贵族才有资格接受这种无痛放血疗法。如今,在世界各地依然在用鲜水蛭来治疗一些疾病,这种治疗方法又被称为"生物治疗法"。

在现代药理研究中,人们发现水蛭主含蛋白质,在新鲜水蛭唾液腺中含有抗凝血物质水蛭素、肝素、抗血栓素及组胺样物质。其中水蛭及水蛭素的抗血栓作用与抑制血小板聚集、抗凝血、促进纤溶过程有关。水蛭粉或水蛭提取物可降低缺血性中风患者的血细胞比容、血浆比黏度、全血比黏度、红细胞电泳时间、纤维蛋白原含量。此外,水蛭还具有降血脂、抗动脉粥样硬化的作用。因此,根据以上的研究,水蛭被广泛应用于脑血管疾病、高脂血症、冠心病心绞痛、肾病等方面的治疗。

但"是药三分毒"这句话依旧对水蛭有用,水蛭在《上海市中药饮片炮制规范》(2018版)中定为有小毒。其毒性反应主要表现为心血管系统损害,因水蛭中组胺样物质可扩张毛细血管而增加出血,故大量服用水蛭可使毛细血管过度扩张、出血,致肺、肾、心脏淤血,最终可因呼吸衰竭、心力衰竭而死亡。水蛭也可引起血小板减少性紫癜,还有致畸和致孕妇流产的作用,故孕妇是禁用的。

九、人中白是什么？

说起人中白，首先得聊聊这"尿"。其实啊，在我们中医药中关于尿的记载可以追溯至《黄帝内经》中。

除了尿可入药外，我们的祖先还发现，健康人的尿液经过自然的沉淀会出现一种固体物质，亦可入药，称为"人中白"，又名"溺［niào］白垽［yìn］"或者"溺［niào］垽［yìn］"。人中白，味咸，性寒，归肺、肝、膀胱经。其功效为清热解毒，消肿止血。主治咽喉肿痛、牙疳口疮、咯血、衄血。根据炮制方法的不同，分为生人中白和煅人中白，处方中写的人中白一般为煅人中白。

元代"滋阴派"的朱震亨提到"人中白，能泻肝火、三焦火并膀胱火，从小便中出，盖膀胱乃此物之故道也"。而在《本草纲目》中李时珍说道："人中白，降相火，消瘀血，盖咸能润下走血故也。今人病口舌诸疮，用之有效，降火之验也。"临床发现，人中白治疗口腔溃疡效果极好。可见，人中白清热解毒、止血消肿的功效并非浪得虚名。

虽说人中白具有很好的清热作用，但我们也不能过量使用，据《上海市中药饮片炮制规范》(2018 版)规定,人中白的使用剂量在 3～5 克。还是那句俗语:"是药三分毒"。我们要谨记,药物只有在安全有效剂量的前提下才能发挥出功效。

十、古人也有"洗发剂"吗？

现代人饱受头发问题的困扰，相关产品也是数不胜数，有去屑的、护发的、乌发的，甚至还有生发的。不知道大家在看到这些产品时有没有思考过一个问题，当我们没有这些产品的时候，头发问题是不是就无法解决了？抱着这样的疑问，笔者翻开了古代医学文献，还真找到了一味洗发药材——皂荚。

皂荚之名最早记载于《神农本草经》中，汉代之后皂荚的名称逐渐增加，如"鸡栖子""皂角""大皂角"等，李时珍云："荚之树皂，故名。"不过有点要说明的是，也有人将皂荚称为"猪牙皂"，这是有问题的。猪牙皂和皂荚虽然都来自豆科植物皂荚，但猪牙皂是皂荚的干燥不育果实，而皂荚是豆科植物皂荚的干燥果实。

皂荚用于沐浴、洗发的历史十分悠久。在《名医别录》中就有"可为沐药，不入汤"的说法。后世也保留了皂荚煮水来洗发的习俗。现代药理研究表明皂荚提取液中含有多种天然表面活性成分，它的皂苷含量高，具有很好的去污能力和起泡性，对皮肤也有好处，能够起到杀菌去屑、促进头皮血液循环的作用。

除了能沐浴、洗发之外，皂荚的药用价值也很高。明代《本草汇言》记载皂荚可治癫痫,并言其取痰功效甚佳,与今药典记载的内容基本相同。《本草纲目》则对前本草的皂荚功效主治进行了全面总结,且其提出的"通肺及大肠气"和"治咽喉痹塞"。清代的《本草新编》则对皂荚功效主治有一个极高的评价,其言:"此物备急用之药,药笼中不可无者也",并且提出心疼之病"必用皂荚,始可除根"之说。

现代药理研究表明,皂荚的重要成分——皂苷有使表面张力降低、刺激局部黏膜、促使黏膜血循环及祛痰的作用。在抗肿瘤方面皂荚同样具有很好的作用,其皂荚皂苷和正丁醇为抗癌有效成分。有学者还发现三种不同浓度皂荚提取物对人宫颈癌Hela 细胞增殖具有明显的抑制作用,可调控 Hela 细胞癌基因与抑癌基因,促进凋亡,抑制端粒酶活性,作用机制可能与诱导Hela 细胞凋亡有关。

古语有云:"前人栽树后人乘凉。"我想这句话用在皂荚这味药上再恰当不过了,古代先贤们为我们在大自然中筛选出了一座中药宝库,并且做了一定的临床总结,为现代的我们栽了一棵"常青树"。那么将"常青树"变为"常青林"的任务便落在我们当代人的肩膀上。

十一、吃杏仁会中毒吗？

　　杏仁作为我们平时食用比较多的药材，经常会出现在我们的餐桌、零食上。但同时也经常听些老一辈的说杏仁不能多吃，多吃会中毒的。那杏仁吃多了真的会中毒吗？为了弄清这个事情，笔者翻阅了《中国药典》以及《上海市中药饮片炮制规范》，其中均记载了杏仁有小毒。从某种意义上来说，也证实了老一辈的经验之谈是正确的，但又不完全正确。如果按照杏仁有毒不能多吃的说法，那就无法解释为何那么多美食将杏仁作为主要成分了。所以，我们就来聊一聊这杏仁到底怎么回事。

　　其实在《上海市中药饮片炮制规范》（2018版）中，杏仁被分为苦杏仁和甜杏仁两种。在我们药学领域里一般使用蔷薇科植物山杏、西伯利亚杏、东北杏或杏的干燥成熟种子，即苦杏仁。而我们平时作为食品来用的多数为栽培品种杏的种子，即甜杏仁。导致我们中毒的是苦杏仁中含有的苦杏仁苷，其中毒的机制为苦杏仁苷在体内分解产生氢氰酸，氢氰酸与细胞线粒体内的细胞色素氧化酶三价铁起反应，抑制酶的活性，从而引起组织细胞呼吸抑制，导致死亡。

　　但苦杏仁并非只有毒性，它还具有降气、止咳平喘、润肠通便的功效。很多时候用于胸满痰多、咳嗽气喘、肠燥便秘等症。其中镇咳、平喘的有效成分亦是苦杏仁苷。不仅如此，苦杏仁苷还有增强免疫功能、抗肿瘤、抗炎、镇痛等作用。所以，在使用苦杏仁的时候一定要把握好剂量，一般推荐用量在 10 克以内。如果在中药方剂里，苦杏仁还需要做捣碎以及后下的处理。这样才能将苦杏仁的有效成分更好的煎出。

作为食品的甜杏仁也具有苦杏仁苷，但是其含量要远远低于苦杏仁。而且，在口感上味甜，故名叫甜杏仁。在有些地方甜杏仁又叫"大扁"。可是，无论甜杏仁中的苦杏仁苷有多低，其成分还是在的。因此，杏仁虽好吃，但切莫贪吃。

十二、黄金也可入药吗？

随着生活水平的不断提高，人们对奢侈品的追求也在不断提高。其中以黄金最受大众喜爱，其金灿灿的外表，沉甸甸的手感总是让人爱不释手。但你有没有听说过，黄金还能用在药学的上面呢？今天我就带大家一探究竟。

"金"这个字，在我们汉语中可是拥有悠久的历史，我们先来看看《说文解字》怎么解释的，其文曰："五色金也。黄为之长。久埋不生衣，百炼不轻，从革不违。西方之行。生于土，从土；左右注，象金在土中形；今声。"从此段描述来看，金还只是作为一种金属之器来使用。但到了《名医别录》中就有了金的药学记载，不过是以"金屑"来记载的，其文曰："味辛，平，有毒。主镇精神，坚骨髓，通利五脏，除邪毒气，服之神仙。生益州，采无时。"陶弘景在《本草经集注》中描述道："金之所生，处处皆有，梁、益、宁三州及建晋多有，出水沙中，作屑，谓之生金。辟恶而有毒，不炼服之杀人。建、晋亦有金沙，出石中，烧熔鼓铸为锅，虽被火亦未熟，犹须更炼。又高丽、扶南及西域外国成器，金皆炼熟可服。《仙经》以醯、蜜及脂肪、牡荆、酒辈炼饵柔软，服之神仙。亦以合水银作丹沙外，医方都无用，当是犹虑其毒害故也。《仙方》名金为太真。"通过《名医别录》和陶弘景的描述，我们可以看出"金"并非能够直接服用的，而是必须经过一定的加工炮制，提出了生者有毒，熟者可服的观点。但在当时医家基本不用，其用途多在"修仙"上。

唐代是一个灿烂辉煌的时代。这一时期的药学著作《药性论》也收载了"金"，其文曰："黄金屑，金薄亦同。主小儿惊，伤五脏，风痫，失志，镇心，安魂魄。"这里的"金薄"就是我们现在所说的金箔。《海药本草》一书中也提及："按《广州记》云：出大食国。彼方出金最多，凡是贸易并使金。金性多寒，生者有毒，熟者无毒。主癫痫，风热上气，咳嗽，伤寒，肺损吐血，骨蒸劳极渴，主利五脏邪气，补心，并入薄于丸散服。"可见在唐代黄金已经开始以金箔的形式入药，一般药家会将黄金锤极薄，如纸，贴在药丸表面为丸衣所用。宋代的《本草衍义》中，寇宗奭提到了《太平惠民和剂局方》中的紫雪丹，就用到金。并且直接说明，金入药必须烹炼煅屑为箔，方可入药。

明代的《本草纲目》中说："晋贾后饮金屑酒而死，则生金有毒可知矣。凡用金箔，须辨出铜箔。"就算贵为皇后不按照炮制规范来还是会死。清代的《本草从新》则提出"磨屑顿服，不过三钱而毙"和"丸散用箔为衣，煎剂加入药煮"的用法和用量。同朝代的《本草求真》表示"金（专入肝），禀刚健之性，最能杀人，故欲寻短者，服一二钱，则心腹剜痛即毙，惟作箔乃无伤耳。"可见无论历代医家对于金的用法都是比较谨慎的，且多以"生者有毒，熟者无毒"和"惟作箔乃无伤耳"以及"镇惊安神辟邪"作为用药的常识来使用。那么今天是否也是如此呢？

其实在现代医学高度发达的今天，金箔仍作为入药的原料，如著名的"安宫牛黄丸"就会采用金箔入药配方或用金箔做包衣来使用。在1983年世界卫生组织食品添加剂法典委员会正式将黄金列入食品添加剂范畴，编为A表第310号，我国国家卫生健康委员会也将金作为食品新资源使用的物质。南京是中国金箔的发源地，相传至今已有近1700年历史，如今南京也是世界最大的金箔生产中心。2006年，南京金箔锻制技艺被国务院列为第一批国家级非物质文化遗产名录。食用金箔不止在我国，在日本、东南亚一带同样盛行，有金箔大餐、金箔酒、金箔水、金箔糖果、金箔糕点等美食佳肴。

但是不是所有金箔都能食用呢？当然不是，金箔标准规格为9.33 cm×9.33 cm，其他常用规格还有 8 cm×8 cm、10.9 cm×10.9 cm、4.5 cm×1.5 cm、2.75 cm×2.75 cm。但只有规格为2.75 cm×2.75 cm 的高纯度千足金箔才能列为食品添加剂的范畴。

十三、红豆和赤豆是一物吗？

"红豆生南国，春来发几枝。愿君多采撷，此物最相思。"诗句中的红豆是不是我们今天用来烧"赤豆红枣汤"的赤豆呢？

传说古时有一位女子，因丈夫死在边地，悲痛欲绝而死于树下，化为红豆，于是人们又称呼红豆为"相思子"。"相思子"之名在《本草拾遗》中就有记载，其文曰："平，有小毒。通九窍，治心腹气，令人香，止热闷，头痛，风痰，杀腹脏及皮肤内一切虫。又主蛊毒，取二七枚末服，当吐出。生岭南。树高丈余，子赤黑间者佳。"从其植物形态描述来看，应该是红黑相兼的，而且还带有小毒。这显然不符合我们今天吃的赤豆的特征。

李时珍说过："相思子生岭南。树高丈余，白色。其叶似槐，其花似皂荚，其荚似扁豆。其子大如小豆，半截红色，半截黑色，彼人以嵌首饰。"其功效为"通九窍，去心腹邪气，止热闷头痛，风痰瘴疟，杀腹脏及皮肤内一切虫，除蛊毒。取二七枚末服，即当吐出。"从李时珍对相思子的描述来看，从植物形态到功效上，与《本草拾遗》中对相思子的描述几乎一致。那也就意味着红豆与我们今天所吃的赤豆完全不同。

可是在《本草纲目》中也为我们留下了混淆的概念，李时珍将相思子又称为"红豆"，与此书中赤小豆的别名一样。也就因为如此导致了后世很多地方错误地将相思子误认为就是赤小豆。到了清代就有医家对此药进行分辨。在《植物名实图考》中单独记载了相思子，其文曰："相思子，即红豆，诗人多咏之。《本草纲目》始收入乔木类，为吐药。今多以充赤小豆。"可见相思子在清代冒充赤小豆的情况已经屡见不鲜。

时至今日，红豆之名仍在使用，在用药时一定要区分清楚是赤小豆还是相思子，避免用药错误。

十四、药引子到底为何物？

"药引子"这个名词想必大家都不陌生，在某些小说或影视剧中将中药的药引子描述的神乎其神，似乎只有越奇怪的东西才越有资格成为药引子。鲁迅先生在《父亲的病》一文中提到的"原配的蟋蟀""经霜三年的甘蔗"则对这些稀奇古怪的药引子进行了批判，以至于后世有学者将药引子归结为一种心理暗示。中药的药引子到底是什么？

关于药引子的起源至今众说纷纭。有学者认为药引子在春秋战国时期已出现，如马王堆汉墓出土《五十二病方》中的"以蜜和"以及"米一升"等均可视为药引子，到了《伤寒杂病论》中更是运用得炉火纯青，如炙甘草汤中的清酒、芪芍桂酒汤中的苦酒、小建中汤中的饴糖等，都可以认为是药引子。

另有学者认为药引子始于宋代的《太平惠民和剂局方》，这与当时盛行的丸剂、散剂等成药有关。因为成药存在不能随证加减的问题，导致医生为了适应不同患者的病情与体质或为了增强药物的针对性，便在中成药处方之后另添一两味药，以适应患者的特殊需要，从而促进了药引子的广泛应用。这种用法在今日仍能看见，如鼎鼎有名的六味地黄丸，在服用的时候就建议用盐水送服。但根据现有资料表明"药引子"（包括它的简称"药引"）一名最早出现于元代《全元曲》中的吴昌龄杂剧《张天师断风花雪夜》楔子中。文中的药引子用到了"生姜""枣儿"和"水"，配合丸药之类的一起服用。不难看出，无论是在先秦还是在宋元，药引子都是在原有方子的基础上再额外添加或配合药物一起服用的一种物质。

那如何定义药引子呢？有学者认为药引子就是隋唐时期出现的"饮子"，是一种可以日常服用，还经常被用于医疗保健活动中的液体。在宋代画家张择端更是将饮子摊铺画入《清明上河图》中，可见饮子在当时的流行性和普遍性。饮子除了可以单独被用来治病外，还可以被用来配合丸药、散剂等成药一起服用。如宋代杨士瀛的《仁斋直指方》中载有返魂丹，又名益母丸，其服法为"随饮子下"。这也契合了药引子起源于宋元时期的说法。

到了明清时期，由于宋元两代常设的惠民药局等成药机构已无法续存，而中药的汤剂又重新成为当时的主流剂型，用一种药液来送服另一种药液的观点显然有些不合乎常理。因此，明清时期有些医家直接将药引子误认为是引经药，但药引子和引经药之间是存在着差异的，引经药是可以直接加在方剂中使用，无须再额外另备服用，而药引子是需要患者在原有的方药上再另行准备。清代吴鞠通在《医医病书》中的《引经论》就明确反对将药引子等同于引经药之说，文曰："药之有引经，如人之不识路径者用向导。若本人至本家，何用向导为哉？如麻黄汤之麻黄，直走太阳气分；桂枝汤之桂枝，直走太阳营分。盖麻黄、桂枝为君者，即引也。虽其中有生姜、大枣，生姜为气分之佐，大枣为营分之佐，非引经也。何今人凡药铺中不卖，须本家自备者，皆曰引子?"特别是"何今人凡药铺中不卖,须本家自备者,皆曰引子"的观点成了后世对药引子的新认识。

到了现代,根据《现代汉语词典》的解释,药引子为:"中药药剂中另加的一些药物,能加强药剂的效力。"《辞海》将药引解释为:"药方中引导诸药,使药力达到病处,或使药力通达某经络、脏腑的药物。"可以看出药引子的定义到了今天还未被统一,甚至还处于一个模糊阶段,但大体包括另备、增效、引药归经入脏等。因此,有学者认为应该扩大药引子的定义范围,认为:"药引一般具有引经、增强疗效、调和脾胃、解毒、矫味等作用中的一种或一种以上功能。同时药引大多是一些生活常见药,还有不少是食物。"

综上所述,药引子无论是从起源还是定义来看,所用之物基本都是日常生活中随手可得之品,如清代医家张叡在《医学阶梯》一书中总结了大量当时常用的药引子,文曰:"如发表用鲜姜,温中用煨姜,解胀用姜皮,消痰用姜汁。调营益卫用大枣,泻火疏风用红枣。补气益肺用龙眼,泻火安神用灯心。表皮用葱叶,表肌用葱白,表里用葱茎。健脾用湖莲,止痢用石莲。治风用桑叶,治湿用桑枝……药引多端,指难遍屈。"这些药引子无一例外地体现了价格低廉、居家常备的特点,并没有某些小说或影视剧中描绘的那样神乎其神、高不可攀。

十五、药渣倒在路口能驱病消灾吗?

在车水马龙的街道上,不知道大家有没有见过倒在路口上的中药渣。这种现象在过去十分常见,人们会将煎煮完的药渣倒在路口,供人随意踩踏。但这样既不美观又不环保的事情,过去的人们为什么还这样做呢? 其实这一现象与一则民间传说有关。

相传唐代药王孙思邈曾经把老虎给医好后,老虎为了报恩主动担当起孙思邈的警卫和坐骑,每天驮着孙思邈四处出诊。但老百姓谈虎色变,不敢出门。孙思邈见事与愿违,就想出了一个两全其美的办法,让老百姓把吃剩的药渣倒在门口的大路上,他看到后就知道谁家有患者,便会登门就诊。虽说是故事,但透露出药王孙思邈对患者的医者仁心和大医精诚的态度。此外,这样做也可以证明患者使用的药是正品,倒在路上铺开可供各路药学高手进行辨认。

还有种说法是源于江南地区的一种民俗,特别流行于江苏、浙江、上海等地。患者将吃过的中药药渣倒在大路上,让千人踏万人踩,能驱病消灾。患者在服药后,病根就会移到药渣上,药渣一经他人踩踏,病根就被带走,病邪就不能再作怪害人,使患

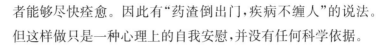

者能够尽快痊愈。因此有"药渣倒出门,疾病不缠人"的说法。但这样做只是一种心理上的自我安慰,并没有任何科学依据。

那服用完的药渣真的一点用也没有吗?非也。中药的药渣可是有大用处的。当煎完药后,我们可以将药渣用布袋包好,趁其热的时候将装好药渣的布袋敷在病灶处。因为一般医生开具的中药处方都会与相关病灶处有关。此时将热的药渣敷于病灶处也可以达到内外兼治的作用,特别是对一些患有跌打损伤或寒湿痹痛的病症,效果尤为明显。如果医生开具的都是一些补益类调理身体的药物,那我们可以将这些药渣再次加上热水用来泡脚。

由于中药绝大多数来源于植物,中药药渣含有粗纤维、粗蛋白、粗脂肪以及多种微量元素等。特别是近年来倡导节能减排、低碳环保,科研人员经相关科研后对药渣进行萃取、发酵、焙烧、气化、裂解,得到药物活性物质或饲料、植物培养基、工程材料、燃料等物质,进而应用到医药、动植物饲养、能源化工、环境保护和先进功能材料等领域和行业。